MÉMOIRE

Sur le danger des Inhumations précipitées, & sur la nécessité d'un Réglement, pour mettre les Citoyens à l'abri du malheur d'être enterrés vivans.

DANS LEQUEL

On rapporte des observations de personnes enterrées & ouvertes vivantes, tant dans les Diocèses de Poitiers & de la Rochelle qu'ailleurs ; & de plusieurs autres, qui, ayant été réputées mortes pendant long-temps, sont revenues à elles, soit naturellement, soit par les secours qu'on leur a donnés ;

Et où l'on a ajouté quelques réflexions sur la nécessité de faire exécuter l'Ordonnance, par laquelle MM. les Evêques défendent aux Meres de faire coucher leurs Enfans avec elles, avec leurs Nourrices ou autres personnes, jusqu'à ce qu'ils aient atteint l'âge de deux ans.

Par M. PINEAU, Docteur en Médecine.

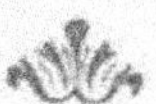

A NIORT,

Chez PIERRE ELIES, seul Imprimeur.

A PARIS,

Chez {DIDOT, Libraire, Quai des Augustins.
{RUAULT, Libraire, rue de la Harpe.

M. DCC. LXXVI.

Avec Approbation & Privilége du Roi.

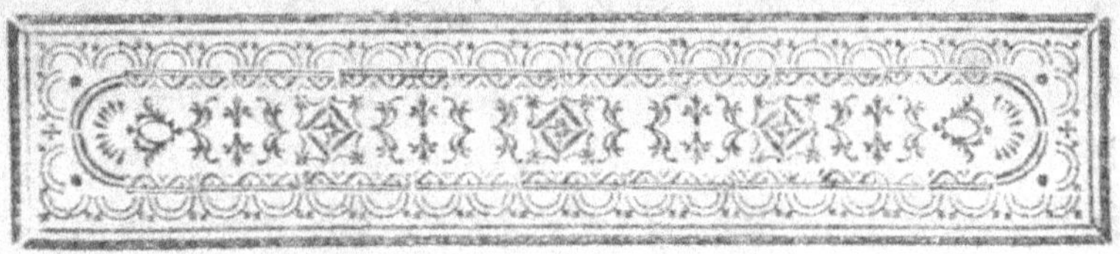

MÉMOIRE

SUR LE DANGER

DES INHUMATIONS

PRÉCIPITÉES,

ET SUR LA NÉCESSITÉ D'UN RÉGLEMENT,

POUR mettre les Citoyens à l'abri du malheur d'être enterrés vivans.

Tout le monde convient qu'il ne peut y avoir de
fort plus déplorable que celui d'une perfonne renfermée vivante dans un cercueil, recouverte de plufieurs pieds de terre, & qui fe voit réduite fans reffource à mourir d'une mort dont les horreurs furpaf-
fent tout ce que peut fouffrir un homme à qui l'on fait
fubir les fupplices les plus cruels. L'imagination effrayée ne peut foutenir l'idée d'une pareille fituation.
On ne peut douter que ce malheur affreux ne foit

A 2

arrivé à un grand nombre de citoyens, & il ne faut point en chercher la cause ailleurs que dans la négligence & l'ignorance de ceux qui, chargés de leur rendre les derniers devoirs, se sont laissé tromper par de fausses apparences de la mort; & dans la précipitation avec laquelle on est dans l'usage de faire les enterremens. Je suis si sensiblement touché de ces malheurs, que rien n'est capable de me consoler; & la crainte d'éprouver moi-même un jour ce terrible accident, & qu'il n'arrive à d'autres, me cause les plus vives inquiétudes. Je connois un grand nombre de personnes, qui craignant d'être les victimes de ces méprises funestes, ont cru pouvoir s'en garantir, en ordonnant verbalement & par écrit, de s'assurer par tous les moyens possibles de la réalité de leur mort, & de les garder pendant plusieurs jours avant que de leur donner la sépulture (a). Il y en a même qui ont pris la précaution de recommender

----

(a) *C'est-là tout ce que chacun de nous peut faire pour se garantir du danger d'être enterré vivant; les précautions qu'il dépend de nous de prendre contre ce terrible accident, se bornent malheureusement là, & la prudence humaine ne peut nous suggérer rien de plus sage.*

de les enterrer fans cercueil, moyen qui leur a paru
le plus efficace pour les faire mourir promptement fi
elles avoient le malheur d'être inhumées vivantes.
La crainte qu'ont plufieurs perfonnes d'être enterrées
en vie, paroîtra bien fondée, fi l'on fait réflexion
que prefque toutes les maladies & un grand nombre
de caufes peuvent produire l'Afphyxie ; que cet état
effrayant peut durer très-long-temps ; que l'on enterre fouvent, plufieurs heures avant l'expiration du
délai prefcrit par les Rituels , & que l'on ne prend
pas la moindre précaution pour s'affurer fi les perfonnes qui paroiffent mortes le font réellement.

Les Médecins appellent Afphyxie une maladie qui
a toutes les apparences de la mort : on n'apperçoit
en ceux qui ont le malheur de tomber dans cet état
fâcheux, ni pouls, ni refpiration, ni fentiment, ni
mouvement. Ce mal redoutable eft quelquefois à un
tel degré, que les piqûures, les incifions, les déchire-
mens de la peau & les brûlures, ne font faire aucun
mouvement aux malades, & il faut beaucoup de
fagacité & d'attention pour connoître cet état & le
diftinguer d'avec la mort à laquelle il reffemble fi
fort, qu'il n'y a que des Médecins & des Chirurgiens éclairés & attentifs qui puiffent ne pas s'y
méprendre. Les obfervations prouvent que prefque
toutes les maladies & un grand nombre de caufes

peuvent produire l'Asphyxie ; celles qui l'occasionnent le plus communément font les fiévres putrides, malignes, la pefte, &c. ; les maladies convulfives, comme l'Épilepfie ou le Haut Mal ; la Paffion Hyftérique, vulgairement Vapeurs, Mal de Mere, &c. Je crois devoir faire remarquer ici, que cette derniere maladie eft très-commune, & que les femmes qui ont le malheur d'en être attaquées, font fort fujettes à tomber dans l'Asphyxie. On ne peut douter qu'on en ait enterré qui étoient vivantes, & ce malheur affreux arrive plus fouvent qu'on ne penfe : je ne peux trop recommender aux perfonnes qui feront chargées d'enfevelir des femmes, qu'elles fauront avoir été fujettes aux vapeurs, de ne remplir ce devoir d'humanité, qu'après avoir pris toutes les mefures néceffaires pour s'affurer de la réalité de leur mort, & à Meffieurs les Curés d'en retarder la fépulture le plus qu'il leur fera poffible. Il n'eft point de maladie qui jette plus fréquemment dans l'Asphyxie que la Paffion Hyftérique, & cet état de mort appararente peut durer très-long-temps. Mademoifelle Autheman, dont le célébre M. Pomme fait mention dans l'excellent traité des affections Vaporeufes dont il a enrichi la Médecine, nous en fournit un exemple frappant. Ce favant Médecin rapporte que cette malade auroit été enterrée plufieurs fois , fi l'on ne fe fût pas familiarifé avec fes attaques de Vapeurs Hyftériques , & qu'elle en eut une qui la plongea dans un affoupiffement léthargique fi violent , qu'une épeingle profondément enfoncée dans la chair étoit inacceffible à fes fens , & que les plus forts irritants n'opérerent qu'après douze jours... La Catalepfie (*a*), l'Extafe , la Léthargie , l'Apoplexie , l'Yvreffe , l'Épuifement occafionné par une longue abftinence , par une Perte de fang abondante , un Vomiffement & un flux de ventre exceffifs , &c.....; les Vers , les Poifons , les Remédes affoupiffans , comme l'Opium pris mal-à-propos , ou à une dofe trop forte ; les Chûtes , la Submerfion , la Strangulation , un Froid exceffif , la Saignée , la Vapeur du vin & des liqueurs qui fermentent , la Vapeur du charbon , les exalaifons qui s'élevent des mines , des latrines , des caveaux où l'on enterre les morts , & de tous

---

(*a*) *C'eft une maladie qui ôte tout d'un coup le fentiment & le mouvement. Ceux qui en font attaqués reftent dans la même pofture où la maladie les a furpris , foit qu'ils fuffent droits ou affis , & leurs membres confervent conftamment toutes les attitudes qu'on leur donne.*

A 4

les fouterrains infectés ; l'air que l'on refpire dans
les Eglifes dans lefquelles on enterre beaucoup de
monde, dans les Prifons furchargées de Prifonniers,
dans les Hôpitaux où il y a beaucoup de malades ,
dans les endroits où il y a un grand nombre de
perfonnes raffemblées, & où l'air du dehors n'a pas
un libre accès , &c. peuvent encore produire l'Afphyxie. . . . . La vue de certains objets, comme
d'un corps mort , d'un crapaud, d'un ferpent,
d'une chauve-fouris , d'un rat , d'une arraignée,
&c. ; certaines odeurs, tant agréables que defa-
gréables, comme du mufc , de l'ambre, de la rofe,
du jafmin , de la tubéreufe , du narciffe , &c. peuvent encore jetter dans l'Afphyxie, les perfonnes
qui ont le tiffu des nerfs d'une fenfibilité extrême,
& qui ont pour ces objets une averfion naturelle
infurmontable. Je crois devoir avertir ici en paffant,
qu'il y a beaucoup d'imprudence dans la conduite
de ceux qui, pour s'amufer, font voir ou toucher
à ces perfonnes les objets de leur antipathie ; ce
badinage peut occafionner de très-grands accidents,
& même la mort ; cela n'eft pas fans exemple.
Ces antipathies font à la vérité des foibleffes , mais
des foibleffes qu'il faut refpecter ; nous voyons
tous les jours que les perfonnes mêmes les plus fen-
fées & les plus raifonnables ne peuvent , quelques

efforts qu'elles faſſent , venir à bout de les ſur-
monter. . . . . . Les paſſions de l'ame portées à un
certain degré , comme la colere , la joie , la triſteſſe ,
la crainte , l'amour , &c. peuvent encore jetter dans
cet état; nous en avons des exemples. . . . J'entrerai
dans le détail de toutes ces cauſes de l'Aſphyxie
dans un autre Ouvrage , & j'y en rapporterai beaucoup d'autres dont les bornes que je me ſuis preſ-
crites dans ce Mémoire , ne me permettent pas de
faire ici l'énumération.

Les exemples de perſonnes enterrées vivantes &
de celles qui , ayant été réputées mortes pendant
long-temps ſont revenues à elles , ſoit naturellement ,
ſoit par les ſecours qu'on leur à donnés , ſont trop
frappans & trop multipliés pour que nous puiſſions
ne pas craindre pour nous-mêmes ce malheur , d'autant plus redoutable , que nous n'avons aucune certitude que nous ne tomberons pas un jour dans l'Aſphyxie , & que nous ne ſommes pas aſſurés que l'on
prendra à notre égard plus de précautions qu'on n'en
prend ordinairement pour conſtater la mort des perſonnes décédées. Quand on ſuppoſeroit les exemples
dont je viens de parler beaucoup moins nombreux &
plus rares qu'ils ne ſont ; je dis plus : quand parmi la
grande quantité de faits de cette nature dont les
Auteurs ſont mention , & de ceux dont on entend

parler tous les jours, ils n'y en auroit qu'un feul
bien avéré, cela devroit fuffire pour nous caufer
les plus vives inquiétudes & nous exciter à prendre
fans délai les mefures les plus efficaces pour nous
garantir d'une fin fi funefte. Il n'eft point, fans
contredit, de malheur plus grand, & que l'on doive
craindre davantage, que celui d'être enterré vivant:
il n'en eft point par conféquent contre lequel on
doive fe précautionner avec le plus de foin; &
quoiqu'il ne foit pas plus probable que l'on tombera un jour dans l'état qui expofe à ce danger
terrible, qu'il l'eft qu'on n'y tombera pas, la prudence qui veut que dans le doute on prenne le
parti le plus fûr, exige que nous mettions en ufage
tous les moyens que la raifon nous fuggérera, pour
nous mettre à l'abri des méprifes funeftes que l'on
pourroit commettre à notre égard, fi nous nous
trouvions un jour, comme cela peut fort bien arriver, dans une fituation qui auroit toutes les apparences de la mort. Mais comme nous ne pourrions-
pas nous donner alors nous-même les fecours dont
nous aurions befoin dans ces triftes circonftances,
& que nous ne pouvons les attendre que de l'attention de ceux qui nous rendront les derniers devoirs,
on fent bien que nous ne pouvons compter fur les
mefures que nous aurons prifes, qu'autant que nous

ferons assurés de l'attachement & de la fidélité des personnes qui seront chargées d'exécuter nos dernieres volontés. Il est donc de notre intérêt de faire tout notre possible pour acquérir cette certitude ; sans cela, nous ne devons pas tellement nous fier aux expédiens que nous aurons mis en œuvre pour mettre notre vie en sûreté, que nous n'ayons encore quelque sujet de craindre le péril que nous voulons éviter. Les hommes, pour la plupart, ne s'intéressent, comme on sçait au bonheur & à la conservation de leurs semblables, qu'autant qu'ils esperent en tirer quelque utilité ; ainsi l'on ne doit pas toujours regarder comme immanquable le succès d'une entreprise qu'il dépend d'eux de faire réussir, s'ils n'y sont engagés par la considération de quelques avantages. Nous voyons tous les jours les projets les mieux concertés échouer par l'infidélité des personnes, sur la bonne foi & la parole desquelles nous nous étions reposés avec la plus grande confiance, & les mesures les plus sages rendues inutiles par des incidens, que toute la prudence humaine ne peut ni prévoir, ni empêcher. Qui peut donc nous répondre que la précaution que nous aurons prise de recommander verbalement ou par écrit, de s'assurer, par l'examen le plus attentif, de la réalité de notre mort avant que de nous

enfevelir & de nous donner la fépulture , nous
mettra infailliblement à l'abri du danger affreux
d'être enterrés vivants ? Il y a une infinité d'inconvéniens, dont nous ne pouvons, quelque chofe
que nous faffions, être fûrs de nous garantir. Il
peut arriver , 1°. que l'on ne foit informé de nos
difpofitions qu'après notre fépulture , & par conféquent trop tard. 2°. Que quoiqu'on en ait connoiffance, on refufe, fous divers prétextes, d'accomplir
nos volontés. 3°. Que nous tombions ailleurs que
dans le lieu de notre réfidence dans un état de mort
apparente , comme cela eft arrivé à plufieurs perfonnes. 4°. Si ceux de nos parens ou de nos amis en
qui nous aurons mis notre confiance ne connoiffent
pas les véritables fignes de la mort , & n'ont pas les
lumieres néceffaires pour diftinguer celle qui n'eft
qu'apparente , d'avec celle qui eft réelle , il eft encore à craindre, quelque tendreffe qu'ils aient pour
nous, qu'ils ne prennent le change à notre égard ,
& que leur décifion ne nous foit funefte. Il eft très-
important de fçavoir, je ne fçaurois trop le répéter,
que l'Afphyxie reffemble tellement à la mort, qu'il
eft très-facile de s'y tromper , & qu'il faut avoir
beaucoup de lumieres & d'expériences pour ne pas
s'y méprendre ; auffi confeille-je à tous ceux qui
craignent d'être enterrés vivants, de ne confier qu'à

des Médecins & des Chirurgiens le foin de les examiner après leur mort, & c'eft un confeil dont toutes
les perfonnes fages & prudentes fentiront aifément
toute l'importance. M. Bruhier, célébre Médecin,
penfe comme moi, que l'on ne doit pas regarder
comme infaillible la précaution dont je viens de parler. Voici comme il s'exprime à ce fujet dans fon
Mémoire fur la néceffité d'un Réglement général,
au fujet des enterremens & embaumemens. . . . . . .

« L'expédient de régler, par fon Teftament le temps
» où l'on veut être inhumé, & les épreuves par lef-
» quelles il faudra faire paffer fon corps avant que
» de l'enfermer dans le cercueil, ou le dépôt de fes
» volontés à ce fujet, fait entre les mains d'amis fi-
» deles, eft ce qu'on peut imaginer de plus fage, &
» cependant on peut être la dupe de ces précautions.
» On met un teftament olographe entre les mains
» d'un tiers qui peut être abfent lors de la mort du
» Teftateur ; le Notaire, fi cet acte eft authentique,
» peut ignorer cette mort pendant plufieurs jours ;
» d'ailleurs on n'ouvre fouvent les Teftaments qu'a-
» près les obféques. Un Héritier qui faura les pré-
» cautions que le Teftateur aura voulu qu'on prît,
» peut par des vues d'intérêt n'avoir aucun égard à
» fes volontés ; le dépofitaire des difpofitions ver-
» bales peut être éloigné ou malade ».

Il faut avouer qu'il est bien affligeant de ne pouvoir, quelques mesures que l'on prenne, se garantir
infailliblement du danger d'être enterré vivant, &
de penser sans cesse que l'on peut être un jour la
victime des méprises horribles qui ont plongé tant
de Citoyens infortunés dans cet abîme de malheurs.
Mais quoique l'expédient dont je viens de parler ne
soit pas immanquable, ce n'est pas une raison pour
ne pas en faire usage ; il y auroit même de l'imprudence à le négliger ; il suffit qu'il puisse réussir, &
que ce soit ce qu'on peut imaginer de mieux pour
engager tout homme prudent & raisonnable à y
avoir recours; l'état d'une personne enterrée vivante est si affreux, que l'on ne doit rien négliger pour
se garantir d'un si grand malheur.... Il vaut mieux,
comme le disoit souvent un grand homme, prendre
cent précautions inutiles que d'en négliger une nécessaire. *Satius est adhiberi millies nimiam diligentiam, quam semel omitti necessariam ;* mais je crois
devoir le répéter ici : je conseille aux personnes qui
voudront se procurer sur cela toute la certitude
qu'elles peuvent souhaiter, de ne se reposer sur
qui que ce soit que sur des gens de l'art, du soin
de les visiter après leur décès & de faire sur leur
corps les épreuves nécessaires pour constater la
réalité de leur mort ; j'ajoute qu'il me paroît essen

tiel pour la réuffite de leur projet, qu'elles mettent
entre les mains mêmes du Médecin & du Chirurgien
qu'elles voudront charger de cette commiffion importante, l'acte ou l'écrit qui marquera leur volonté à
ce fujet, & on en fent affez la raifon. Mais les Pauvres,
cette claffe nombreufes de Citoyens dignes d'un
meilleur fort, & dont je fouhaiterois tant pouvoir
adoucir les chagrins & les peines, qui fe chargera
de pourvoir à leur sûreté & de veiller à leur confervation ? Il n'eft guere poffible qu'ils le faffent par
eux-mêmes : accablés du fentiment de leur mifere
& réduits à la trifte néceffité de s'occuper fans ceffe
des moyens de fe procurer de quoi fubfifter, ils n'ont
ni le temps ni le courage de penfer à autre chofe, &
quand même ils prendroient quelques mefures pour
fe préferver du danger d'être enterrés vivans, cela
ne leur ferviroit peut-être de rien ; car, avouons-le
à la honte de l'humanité, ils font traités après leur
mort avec autant d'indifférence & d'infenfibilité
qu'ils l'ont été pendant leur vie ; mais il faut efpérer
que nous n'aurons bientôt plus d'inquiétudes à ce
fujet, & que les Magiftrats qui, avec l'autorité, ont
les lumieres & le zele néceffaires pour établir & faire
obferver des ufages utiles, voudront bien prendre
les mefures les plus efficaces pour mettre la vie des
Citoyens en sûreté & les affranchir pour toujours de

la crainte d'être enterrés & ouverts vivans. Je ne crois pas qu'il puisse y avoir d'objet plus digne de leur attention que celui-ci. Que je me trouverois heureux si mes représentations pouvoient les déterminer à s'en occuper sérieusement ! En attendant que l'on fasse cette réformation, que l'amour de mes semblables, bien plus que l'honneur qui pourroit me revenir d'en avoir fait sentir la nécessité, me fait souhaiter, comportons-nous envers ceux qui viennent de mourir, avec tout le zele & toute la circonspection dont nous voudrions qu'on usât un jour à notre égard, & faisons-nous un devoir de ne cesser de leur donner des soins, que lorsque leur mort est si évidente, qu'il n'y a aucun doute sur sa certitude. En nous conduisant ainsi envers les autres, nous remplirons une obligation que l'humanité & la religion nous prescrivent, nous aurons la consolation de n'avoir aucun reproche à nous faire, & l'espérance légitime fondée sur cette confiance réciproque que les hommes se doivent les uns aux autres, qu'on aura pour nous un jour les mêmes attentions, calmera nos inquiétudes & nous tranquillisera sur l'avenir.

La plupart des Rituels prescrivent de n'enterrer aucun corps sans des raisons suffisantes, qu'après un intervalle de vinqt-quatre heures écoulées depuis la

mort,

mort, & de deux fois vingt-quatre heures fi la
mort a été fubite, & c'eft-là, je crois, le feul Réglement que nous ayons en France pour fixer le
temps pendant lequel on doit garder les perfonnes
décédées avant que de les inhumer ; mais il eft très-
important de fçavoir que ce délai eft infuffifant
dans bien des cas ; & quand même il fuffiroit pour
fe mettre à couvert du danger de donner la fépulture à des perfonnes vivantes, il n'eft pas toujours
régulierement obfervé. Je connois, à la vérité, plufieurs Curés, qui, effrayés des accidens occafionnés
par les inhumations précipitées, font non-feulement
très-exacts à obferver la règle prefcrite par les Rituels, mais même n'enterrent, tant qu'ils le peuvent, que trente-fix & même quarante heures après
la mort, dans les cas ordinaires, & dans ceux de
mort fubite le plus tard qu'ils peuvent, & c'eft un
témoignage que je leur rends ici avec plaifir ; mais
je fçais auffi, & cela m'afflige, qu'il y a beaucoup
de Paroiffes où l'on enterre, fans aucune néceffité,
des perfonnes qui ne font décédées que depuis quinze
& même douze heures. J'ai même connoiffance
qu'on en a enterré qui nétoient morts que depuis
fix heures tout au plus ; doit-on s'étonner après cela
s'il arrive tant d'accidens, & n'a-t-on pas tout fujet
de croire qu'il ne fe paffe point de jours que l'on

n'enterre en France des personnes vivantes? Comme cette précipitation peut avoir les suites les plus funestes, & que la conservation de mes Concitoyens m'est aussi chere que la mienne, je me crois obligé d'en porter mes plaintes aux pieds du Thrône. Il est d'autant plus surprenant que l'on soit aussi peu exact, qu'on l'est à observer le Réglement prescrit par les Rituels, que l'on sçait que nous avons un grand nombre d'exemples de personnes enterrées vivantes, & que l'on convient généralement que l'on ne sçauroit user d'une trop grande circonspection, & prendre trop de mesures pour éviter un si grand malheur. Le Public, témoin des accidents que les Inhumations précipitées occasionnent de temps en temps, en gémit comme nous; & cependant, malgré des exemples aussi frappants, on ne se corrige point. Comme la présence d'un corps mort attriste & incommode; lorsqu'une personne est décédée, qu'elle nous soit chere ou indifférente, on voudroit pouvoir s'en débarrasser sur le champ, & on attend avec une vive impatience le temps fixé pour ses funéreilles. On trouve trop long le délai ordinaire, & comme on sçait qu'il est expressément ordonné à Messieurs les Curés de n'enterrer que vingt-quatre heures après la mort dans les cas ordinaires, & au bout de quarante-huit heures dans les cas de mort subite, & que l'on voit qu'ils ne pourroient le faire plutôt sans avoir à se reprocher d'avoir enfreint le Réglement, on tâche de leur faire accroire que la personne décédée est morte beaucoup plutôt qu'elle ne l'est réellement, & on n'y réussit malheureusement que trop souvent (*a*). Si on ne peut pas réussir à leur

---

(*a*) *Cela arrive très-fréquemment à Paris sur-tout à l'égard des Étrangers, qui logent en chambres garnies. Messieurs les Curés de cette grande Ville ne manquent jamais, à la vérité, de demander en quel temps la personne que l'on veut faire enterrer, est décédée ; mais comme ils s'en rapportent de bonne foi à ce qu'on leur dit, il n'est pas difficile de les tromper ; aussi il n'y a point d'endroits où les enterrements soient plus précipités qu'à Paris ; il n'est pas rare que l'on y enterre des personnes qui ne sont mortes que depuis huit heures ; je le sçais à n'en pouvoir douter. Bien de Parisiens m'ont avoué ingénument qu'ils avoient fait inhumer, très - peu de temps après leur décès, des Étrangers qui étoient morts chez eux, & que pour s'en débarrasser plus promptement, ils avoient fait accroire qu'ils étoient décédés beaucoup plutôt qu'ils ne l'étoient réellement. Je prie instamment Messieurs les Curés de vou-*

en impofer de ce côté on a recours à d'autres ex-
pédients, pour obtenir d'eux ce que l'on defire, &
ces Meffieurs fe rendent quelquefois par complaifan-
ce aux iftances qu'on leur fait. Il peut arriver auffi
que meffieurs les Curés ayant un ou plufieurs enterremens à faire, foient appellés ailleurs, foit
pour remplir les devoirs de leur miniftere, foit
pour d'autres affaires; & que pour être libres, ils

---

loir bien y faire attention ; cela eft de conféquence. Il
regne à Paris un autre abus qui me fait beaucoup de
peine : il y eft permis d'enterrer les enfans douze heures
après leur mort, & je ne fçais pourquoi ? On penfe
apparemment que l'Afphyxie des enfans ne dure pas
auffi long - temps que celle des adultes, & qu'après
douze heures leur mort apparente doit être réputée
réelle ; mais on fe trompe, nous avons des obfer-
vations, & j'en rapporte dans ce Mémoire qui prou-
vent que les enfans peuvent refter pendant plus de
vingt-quatre heures dans un état de mort apparente ;
il feroit même aifé de démontrer qu'ils font encore plus
expofés que les adultes à tomber dans l'Afphyxie.
La prudence exige donc qu'on ne les enterre pas plutôt
que les grandes perfonnes ; il ne doit donc y avoir
qu'un feul & même Réglement pour les uns & les autres.

enterrent alors plutôt qu'ils n'ont coutume de le faire, & ils croyent pouvoir dans de telles cir-constances s'écarter de la régle, sans que cela puis-se tirer à conséquence ; ils y font même quelque-fois forcés par les parens des personnes décédées, qui ne pouvant se résoudre à essuyer le désagré-ment de garder un corps mort pendant plus de vingt-quatre heures, ne veulent pas absolument que l'on en différe la sépulture plus long-temps que le délai ordinaire ; mais quelques soient les mo-tifs qui engagent Messieurs les Curés à anticiper le temps marqué pour les enterremens ; qu'ils le fassent pour leur commodité ou pour obliger leurs Paroif-siens, ce n'en est pas moins un abus meurtrier, qu'il est très-important de faire cesser. Il peut arri-ver cependant quelquefois que la putréfaction obli-ge d'enterrer avant l'expiration du délai ordinaire, & la prudence exige même qu'on le fasse pour met-tre les vivans à l'abri du danger auquel ils seroient exposés, s'ils respiroient un air chargé d'exhalaisons putrides ; mais ces cas sont fort rares, & encore faut-il user alors d'une grande circonspection pour ne pas se tromper, en prenant la putréfaction qui attaque un corps vivant, pour celle qui survient à un mort, & pour n'avoir pas à se reprocher de s'être exposé, par trop de précipitation, au danger de donner la sépulture à une personne vivante.

On doit être d'autant plus inquiet sur le sort de la plupart des personnes que l'on enterre avant l'expiration du délai prescrit par les Rituels, que l'exactitude même la plus scrupuleuse avec laquelle on l'observeroit, ne mettroit pas toujours, comme je l'ai déja dit, à l'abri du danger de donner la sépulture à des personnes vivantes. Nous avons un grand nombre d'exemples qui prouvent d'une maniere incontestable, que l'Asphyxie peut durer non-seulement pendant vingt-quatre heures, mais même pendant plusieurs jours, & cet état est si ressemblant à la mort, que cette fausse apparence peut induire en erreur & faire tomber dans la plus funeste de toutes les méprises tous ceux qui n'étant pas Médecins ne connoissent pas les véritables signes de la mort & n'ont pas les lumieres nécessaires pour juger avec certitude dans tous les cas, si un homme qui paroît mort l'est réellement, ou s'il ne l'est qu'en apparence. Bien de personnes auront peut-être de la peine à se persuader de la possibilité de cet état de mort apparente, & de la répugnance à croire qu'un homme qui est sans pouls, sans respiration, sans sentiment & sans mouvement, puisse être vivant; la chose est pourtant très - certaine. Les observations que je rapporte dans ce Mémoire mettent cette vérité hors de doute. Ceux qui ont étudié l'histoire naturelle sçavent que l'on observe cette privation apparente de la vie chez un grand nombre d'animaux, tant terrestres qu'aquatiques, qui passent plusieurs mois de l'année dans un engourdissement, qui, à en juger par les apparences, ne différe en rien de la mort. S'il falloit des autorités pour confirmer cette assertion, je n'en manquerois pas; tous les Médecins font convaincus comme moi de cette vérité. . . . . Voici comme le sçavant M. Portal, Médecin consultant de Monsieur, Professeur de Médecine au Collége Royale de France, Membre de l'Académie Royale des Sciences, &c. s'exprime à ce sujet dans les excellentes observations qu'il vient de publier fur les effets des Vapeurs méphitiques (a) fur le corps de l'homme, &c. « Il est

---

(a) *On appelle les Vapeurs méphitiques, moffettes ou mouffettes, des vapeurs ou exalaisons pernicieuses qui s'élevent des endroits souterrains, & particuliérement des mines dans lesquelles l'air n'est pas assez renouvellé. Ces vapeurs font pour la plupart si meur=*

» certain que la circulation du sang peut être ra-
» lentie & même suspendue, du moins en appa-
» rence, pendant un temps plus ou moins long,

---

trieres, qu'elles tuent en un instant les hommes & les animaux qui ont le malheur d'en être atteints. Telles font celles qui s'élevent fous la forme d'un espèce de brouillard d'une carriere voisine des eaux minérales de Pyremont, & dont on peut voir la description dans les Transactions Philosophiques. Telles font celles qui fortent d'une grotte de Hongrie, située près de Ribard, au pied des Monts Crapack, & celles qu'on rencontre souvent dans les mines de Sel gemme en Pologne. Il s'éleve encore une vapeur malfaifante, d'une grande partie du terrein, du lieu appellé Pe-rauls, près de Montpellier. On met encore dans la claffe des Vapeurs méphitiques, la Vapeur qu'exhale le charbon allumé, &c. Ceux qui feront curieux de connoître la nature des Vapeurs méphitiques peuvent lire ce qu'a écrit à ce fujet, dans fon Dictionnaire de Chimie, M. Macquer, célébre Médecin de la Fa-culté de Paris, membre de l'Académie Royale des Sciences, & un des plus fçavans Chimiftes qui aient paru dans le monde. J'ai eu ce grand homme pour maître, & je m'en fais gloire.....

» fans pour cela que le principe de la vie foit
» éteint, & il fuffit alors de ranimer cette circula-
» tion, ou d'attendre que la nature elle-même la
» ranime, pour voir, pour ainfi dire, revivre le
» fujet, ce qui eft arrivé plus d'une fois. N'a-t-
» on pas vu des Afphyxies qui ont duré plus d'un
» jour ? & combien de perfonnes n'a - t - on pas
» enterrées qui étoient encore en vie ? Mais fi ja-
» mais on peut commettre des erreurs pareilles,
» & dont l'idée feule révolte la nature, c'eft à
» l'égard des perfonnes fuffoquées par des Vapeurs
» méphitiques ; & c'eft pour prévenir un tel mal-
» heur, que nous n'avons point craint de commu-
» niquer nos idées fur un fujet auffi important ».

Il y a des cas où l'on ne doit être guères plus
tranquille fur le fort des perfonnes que l'on a fait
paffer par différentes épreuves avant que de les
inhumer, que fur celui des perfonnes que l'on a
enterrées avant l'expiration du délai prefcrit par
les Rituels. Nous avons des obfervations qui prouvent que des gens, quoique bien vivants, ont fouf-
fert, fans donner le moindre figne de vie, les
éprouves que l'on regarde comme les plus afficaces
& les plus certaines pour conftater la mort. On en
a vu fur qui des incifions profondes & l'application
d'un fer extrêmement chaud, n'ont paru faire aucune

impreſſion : témoin M. Brucelle, de Poitiers , dont je parlerai bientôt. Cette remarque me paroît importante , & j'ai cru devoir la placer ici pour déſabuſer bien de perſonnes , qui regardent comme véritablement morts , ceux qui paroiſſent inſenſibles à ces épreuves.

Si-tôt qu'un malade a paru rendre le dernier ſoupir, on ſe hâte de l'enſevelir & on le met ſur la paille , ſans avoir pris auparavant toutes les meſures que la prudence & l'humanité ſuggérent pour s'aſſurer de la réalité de ſa mort. On ſe contente tout au plus de lui tâter le pouls , d'appliquer la main ſur ſa poitrine , & de lui préſenter un miroir au viſage ; & ſi l'on ne ſent point de battement dans le cœur ni dans les arteres , ſi l'on n'apperçoit aucun indice de reſpiration, on décide qu'il eſt réellement mort , & on ne s'occupe plus que de ce qui regarde ſes funérailles. Mais , comme le remarque le célèbre M. Portal , dans l'ouvrage dont je viens de parler , le cœur & les arteres perdent leur mouvement, ſans qu'on puiſſe pour cela certifier la mort du ſujet. « Cependant, ajoute-t-il, ce n'eſt » ſouvent que d'après cette abſence des battemens » du cœur & des pulſations des arteres , qu'on oſe » aſſurer & certifier la mort d'une perſonne ; mais » ce ſigne eſt ſi illuſoire , ſi incertain , que dans

» beaucoup de cas on ne fent aucun battement
» dans le cœur ni aucune pulfation dans les arteres
» chez des perfonnes qui vivent, & qui recouvrent
» leur fanté d'elles-mêmes, ou par des fecours diver-
» fement adminiftrés »........ Il eft rare que l'on
emploie d'autres moyens pour conftater la mort
des perfonnes décédées, que ceux dont je viens de
parler ; & fi on a recours quelquefois à d'autres
épreuves, on y va fi vîte & avec fi peu de cir-
confpection, que l'on ne peut faire aucun fond là-
deffus.

Les hommes & les femmes qui enfeveliffent les
morts rempliffent ce devoir d'humanité avec une
précipitation étonnante, & même un efpèce de
trouble occafionné par le faififfement que caufe
naturellement à tout le monde, & fur-tout au fexe
timide, l'afpect effrayant d'un corps mort ; ce qui
fait qu'ils n'ont pas toute l'affurance & la préfence d'efprit que demanderoit un examen plus
attentif ; mais quand même les perfonnes qui fe
chargent de ce trifte emploi agiroient avec plus de
lenteur & d'attention qu'elles n'ont coutume de le
faire, comme elles n'ont pas pour la plupart les
lumieres néceffaires pour juger avec certitude dans
tous les cas fi une perfonne qui paroît morte l'eft
réellement ou feulement en apparence, je crois

qu'il y auroit beaucoup de risque à s'en rapporter
à leur décision. Il est arrivé bien des fois que des
Médecins & des Chirurgiens ont empêché qu'on
n'ensevelît & même que l'on n'enterrât des personnes que l'on croyoit mortes, & qui à en juger par
les apparences, sembloient être réellement privées
de la vie, & qui sont revenues à elles, soit naturellement, soit par les secours qu'on leur a donnés.
M. Raulin, célébre Médecin de la Faculté de Paris, ayant vu, il y a quelques années, une fille du
peuple, que l'on croyoit morte, en retarda les funérailles, parce que sa couleur n'étoit pas tout à-fait
changée, & elle revint à elle quelques heures après.
M. Bouvart, son illustre Collégue, qui par ses
profondes connoissances dans la théorie & la pratique de la Médecine, s'est acquis la réputation
d'un des plus sçavants Médecins de ce siécle, m'a
fait l'honneur de me dire, à Paris cette année 1775,
(en présence de M. Gauthier, Conseiller, Médecin
du Roi, Docteur - Régent de la Faculté de Médecine de Paris, & recommandable par sa science,
par la droiture & la sensibilité de son cœur, & par
son amour pour les pauvres) qu'il rappella à la vie
& qu'il guérit parfaitement il y a quelques années
une jeune fille, que l'on croyoit si bien morte,
qu'on l'avoit ensevelie, & qu'on se disposoit même

à l'enterrer, & qu'il a rendu le même service à une Dame en couche, que tout le monde avoit tellement abandonné, qu'on délibéroit déja, lorsqu'il entra dans sa chambre, de faire les préparatifs pour ses funérailles ; il est peu de Médecins, qui dans le cours d'une longue pratique, n'aient eu le bonheur d'opérer de pareilles résurrections.

L'usage où l'on est presque par-tout de mettre les corps dans le suaire & sur la paille, immédiatement après la mort, & sans s'être assuré auparavant si les personnes réputées mortes le sont réellement, est un usage meurtrier & qui a été funeste à bien du monde. Bien de gens que l'on croit morts ne le sont pas ; ainsi c'est agir contre la prudence ; c'est violer les loix de l'humanité & de la religion, que de ne pas mettre en usage tous les moyens possibles pour éviter une méprise dont les suites sont si fâcheuses ; & il est évident que l'on s'expose à commettre autant d'homicides, qu'il y a de personnes vivantes parmi celles que l'on traite avec si peu de ménagement & de circonspection. L'abandon où on laisse communément les personnes décédées, empêche que l'on ne puisse reconnoître l'illusion dans laquelle on est à l'égard de celles qui ne sont mortes qu'en apparence & les prive des secours qui pourroient les rappeller à la vie. Les malades qui

fe trouvent dans cet état font pour l'ordinaire fi
foibles, que la caufe la plus légere fuffit pour les
faire mourir tout-à-fait, & les fonctions auxquelles
tient la vie, fe font chez eux d'une maniere fi lan-
guiffante & fi peu fenfible, qu'il eft prefque impof-
fible de s'appercevoir à travers le drap dont ils font
enveloppés, des fignes qui la manifeftent ; cela
eft encore plus difficile à l'égard des perfonnes que
l'on a l'imprudence de renfermer dans un cercueil,
peu de temps après leur mort ; je m'étendrai d'a-
vantage là-deffus dans un autre ouvrage.

Les perfonnes qui ont le malheur de tomber dans
l'Afphyxie n'ont pas toutes le même fort : il y en
a qui meurent avant que le temps fixé pour leur fépulture foit arrivé ; d'autres ne meurent qu'après
avoir été inhumées, & l'on ne peut que plaindre celles à qui ce malheur affreux arrive ; il y en a très-peu
parmi elles qui aient le bonheur de revoir le jour &
de furvivre à ce terrible accident. Madame Mervache, de Poitiers ; Madame Bellajoie, d'Orléans ;
la mere du R. P. Lacour, Jacobin ; le R. P. Minime,
de Clermont en Auvergne, dont M. Janin, célébre
Chirurgien de Lyon, fait mention dans fon Mémoire
fur les Caufes de la mort fubite & violente, &
quelques autres n'ont été redevables de leur falut,
qu'à des circonftances particulieres, ou fi l'on veut,

à de heureux hazards sur lesquels on ne peut guères compter ; aussi de mille personnes qui ont ce malheur d'être enterrées vivantes , à peine y en a-t-il une qui ait le bonheur d'être exhumée, & de recevoir à temps les secours dont elle à besoin. Il y en a enfin , & ce sont les plus heureuses , qui reviennent à elles & qui donnent des signes sensibles de vie avant que le temps fixé pour leurs funérailles soit arrivé , & qui ont le bonheur de se rétablir ; mais le nombre de ceux à qui cette bonne fortune arrive , est fort petit en comparaison de ceux qui meurent avant ou après leur sépulture.... Pour ce qui est des personnes que l'on ouvre vivantes , elles périssent presque toutes sous le couteau anatomique, ou si elles survivent à cette espece d'assassinat , ce n'est pas pour long-temps. Ces malheureux peuvent cependant en réchapper, lorsqu'ils donnent assez-tôt des signes de vie , lorsque l'incision n'est pas profonde , & qu'elle est faite dans un endroit où les blessures ne sont pas mortelles , comme cela est arrivé à une fille dans l'Hôpital d'Angers, qui se rétablit parfaitement.

Les Ordonnances qui réglent le temps où l'on doit faire l'ouverture des cadavres exigent un délai encore plus court que celui que les Rituels prescrivent pour les inhumations, & cela m'étonne.....

Voici ce qu'on lit ſur ce ſujet dans les Statuts &
Réglemens généraux pour les Communautés des
Chirurgiens des Provinces, donnés à Marly le 24
Février 1730, &c. quatrieme édition, titre dixie-
me, article 83, page 51, par M. Leblond Do-
blen, Avocat, &c. « L'ouverture des cadavres ne
» pourra être faite, & il n'y pourra être procédé
» depuis le premier Avril juſqu'au premier Octobre
» que douze heures après la mort ; & depuis le pre-
» mier Octobre juſqu'au premier Avril, que vingt-
» quatre heures après. Ceux qui décéderont ſubite-
» ment ne pourront être ouverts, en toute ſaiſon,
» qu'après vingt-quatre heures pour le moins ; le
» tout s'il n'eſt autrement ordonné par Juſtice. . . .»
Après ce que je viens de dire de l'Aſphyxie & du
danger des enterremens précipités, il eſt évident
que ce Réglement eſt inſuffiſant pour garantir les
Citoyens du malheur d'être ouverts vivants ; &
quand même il ſuffiroit, il n'eſt pas exactement
obſervé. Il n'eſt pas rare que l'on faſſe cette opération peu d'heures après la mort, & d'ailleurs on ne
prend pas plus de précautions pour s'aſſurer ſi les
perſonnes que l'on ouvre ſont réellement décédées,
qu'on n'en prend pour conſtater l'état de celles que
l'on enterre. On verra dans ce Mémoire quelques
exemples de perſonnes qui ont eu le malheur d'être

ouvertes

ouvertes vivantes , & j'en rapporterai plusieurs autres dans l'ouvrage que j'ai annoncé. . . . Le célébre
Denisart, Procureur au Châtelet de Paris, se plaint,
comme moi, de ce qu'on ouvre les cadavres trop
promptement. Voici comme il s'exprime à ce sujet
dans un excellent ouvrage , qui a pour titre : Col-
lection de Décisions nouvelles , &c. tom. II, page
241 , sixieme édition. . . . . « L'usage en France est
» de n'enterrer les corps que vingt - quatre heures
» après la mort , mais on ne suit point cet usage
» pour l'ouverture des cadavres, que les Chirurgiens
» croient pouvoir faire quelques heures après les
» signes (souvent équivoques) de la mort. C'est un
» abus très - considérable, auquel il est à souhaiter
» qu'on apporte un remede. Il n'est pas moins affreux
» de mourir sous le couteau d'un Chirurgien , que
» d'être enterré vivant ».

Bien de personnes pensent qu'un homme enterré
vivant est bientôt suffoqué, & qu'il n'est pas possible
de vivre long-temps dans une pareille situation. Il
seroit à souhaiter que cela fût vrai ; mais il n'est
malheureusement que trop certain que l'on peut
rester vingt-quatre heures & davantage dans cet
état horrible sans mourir. Je rapporte dans ce Mémoire quelques observations qui le prouvent.

Il n'est que trop vrai que plusieurs personnes ont

C

eu le malheur d'être enterrées & ouvertes vivantes ;
ce sont des faits dont des exemples généralement
connus attestent la certitude, & l'on ne peut s'empêcher de croire que ces accidens affreux arrivent
fréquemment, quand on fait réflexion que presque
toutes les maladies & un grand nombre de causes
peuvent produire l'Asphyxie ; que cet état de mort
apparente peut durer plusieurs jours ; que l'on enterre & que l'on ouvre souvent les corps plusieurs
heures avant que le délai prescrit par les Ordonnances soit expiré, & que l'on ne prend aucune précaution pour s'assurer de la mort des personnes décédées. Voici des observations qui mettent ces tristes
vérités hors de doute.

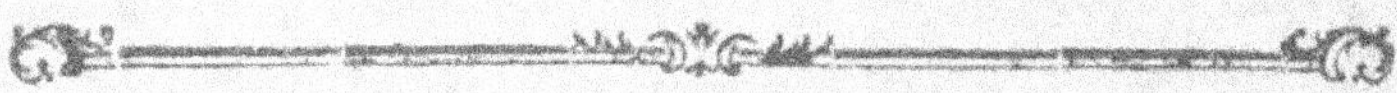

O B S E R V A T I O N S.

PREMIERE OBSERVATION.

IL y a quelques années, dit Maximilien Misson (*a*),
dans un ouvrage qui a pour titre, Nouveau Voyage

____

(*a*) *Misson, après avoir brillé au Parlement de
Paris, par son esprit, en qualité de Conseiller pour
les Réformés, avant la révocation de l'Edit de Nan-*

d'Italie, tom. I, que la femme d'un Orfévre de Poitiers nommée Mervache, ayant été enterrée avec quelques bagues d'or, selon qu'elle l'avoit desiré en mourant, un pauvre homme du voisinage ayant appris la chose, déterra le corps la nuit suivante pour dérober ces bagues. Ces bagues ne pouvant être ôtées qu'avec effort, le voleur réveilla la femme en voulant les arracher. Elle parla & se plaignit qu'on lui faisoit du mal ; l'homme effrayé s'enfuit, & la femme revenue de son apoplexie sortit de son cercueil heureusement ouvert, & s'en revint chez elle. En peu de temps elle fut tout-à-fait guérie ; elle a vécu plusieurs années depuis ce temps-là, & a encore eu plusieurs enfans dont il y en a qui vivent encore aujourd'hui & qui exercent à Poitiers la profession de leur pere... M. Bruhier qui rapporte cette Observation dans sa Dissertation sur l'incertitude des signes de la mort, ajoute : » Si quelqu'un est incrédule à ce sujet, » il n'a qu'à s'informer de la vérité du fait aux habi-» tans de cette Ville ; il verra que la tradition y con-

---

tes, se retira en Angleterre où il fut zélé Protestant, & où il mourut le 16 Janvier 1721. La meilleure Édition de son Voyage d'Italie est celle de la Haye en 1702, 3 vol. in-12.

» ſerve la mémoire de cet événement & de toutes les
» circoſtances que Miſſon rapporte ». J'ai même ouï
dire à quelques Poitevins qu'il y avoit encore à Poitiers des deſcendans de la défunte.... Je peux rendre un témoignage conforme à celui de M. Bruhier.
Pluſieurs perſonnes digne de foi m'ont conté cette
hiſtoire telle que Miſſon l'a rapporte. M. Jouineau
Deſloges, Avocat, de la Société Royale d'Agricul-
ture de la Rochelle & Rédacteur des Affiches du Poitou, Citoyen recommandable par ſon ſçavoir, par
ſa probité & ſon zéle pour le bien public, que j'avois
prié il y a quelques temps de vouloir bien faire des
recherches relatives à cet objet, m'a fait l'honneur
de me dire pluſieurs fois qu'il regardoit ce fait comme très-certain, & il me l'a encore aſſuré le trois
de ce mois (Août 1775) d'une maniere ſi perſuaſive, que l'on ne peut en avoir le moindre doute.

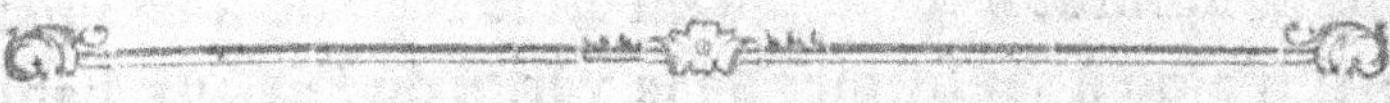

SECONDE OBSERVATION.

M. Brucelles, Marchand Épicier, natif de Poitiers & demeurant en cette Ville, rue & vis à-vis St.
Michel, étant à ſouper avec pluſieurs Chanoines du
Chapitre de Sainte Radegonde, dont il étoit Rece-
veur, tomba tout à coup dans un état qui avoit tou-

tes les apparences de la mort. On le porta chez lui, & on le mit au lit. On employa sans relâche pendant deux jours consécutifs toutes sortes de moyens pour le rappeller à la vie. Les épreuves ordinaires ne furent point négligées ; on lui disloqua même, à force de le tirailler, les deux petits doigts des mains, & on lui brûla la plante des pieds ; mais tout cela n'ayant paru faire sur lui aucune impression, on ne douta plus qu'il ne fût mort, & l'on fit des dispositions pour l'enterrer. Comme on alloit le mettre dans le cercueil, quelqu'un conseilla de le saigner aux deux bras & aux deux pieds tout à la fois ; cela fut exécuté sur le champ & eut tant de succès, que le prétendu mort revint de sa léthargie, au grand étonnement de tout le monde, & il se rétablit si bien, qu'il a vécu plus de trente ans depuis cet accident. Lorsque la connoissance lui fut revenue, il assura qu'il avoit entendu très-distinctement tout ce que l'on avoit dit ; il ajouta qu'il avoit fait tous les efforts possibles pour faire connoître qu'il n'étoit pas mort, comme on le croyoit, & que toute sa crainte étoit qu'on ne l'enterrât en cet état. . . . C'est M. Issenard, son neveu, Libraire à Estampes, & témoin oculaire, qui a eu la bonté de me communiquer cette Observation.

⁂

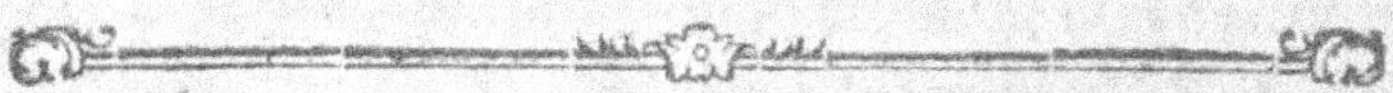

TROISIEME OBSERVATION.

M. Bonnet de la Richardiere , Chevalier des Or-
dres du Roi , étant au service, tomba à l'âge de seize
à dix-sept ans dans une léthargie si profonde, qu'on
le crut mort. Dans cette persuasion on l'ensevelit
& on le mit sur la paille. M. Duvigneau , son ami,
qui étoit absent depuis quelque temps , arriva comme on faisoit les préparatifs pour ses funérailles. Cet
Officier ne pouvant se persuader que M. Bonnet fût
mort , malgré l'état où il le voyoit , le fit désense-
velir & mettre dans un lit bien chaud. Il l'examina
avec toute l'attention possible , & il employa les
moyens qu'il crut les plus efficaces pour le rappeller
à la vie ; mais voyant que cela ne produisoit aucun
effet, il permit qu'on lui rendît les derniers devoirs.
Il voulut cependant le voir encore une fois avant
qu'on le mît dans le cercueil ; mais les efforts qu'il
fit pour le faire revenir, n'ayant pas eu plus de succès que la premiere fois , il ne douta plus de la réalité de sa mort, & il résolut de l'abandonner tout-à-
fait. Comme il étoit sur le point de se retirer , il
remarqua que la partie du Suaire qui touchoit la
bouche du prétendu mort étoit mouillée & couverte

d'écume ; cela lui fit naître un petit rayon d'espérance & l'engagea à lui continuer ses soins. Ceux qu'il lui donna eurent tant d'efficacité, qu'il eut la satisfaction de le voir revenir insensiblement de sa léthargie & le bonheur de lui sauver la vie. M. Bonnet se rétablit très-parfaitement ; il est mort à Fontenay-le-Comte en bas Poitou, dans le Diocèse de la Rochelle, le dix-neuf Juillet 1771, âgé de quatre-vingt-six ans ; ainsi il fut redevable à M. Duvigneau de soixante-onze ans de vie ; il est évident que sans lui il auroit été enterré vivant. L'Etat lui a aussi obligation de lui avoir conservé un Officier recommandable par sa probité, par sa bravoure & par toutes les qualités qui rendent un Citoyen estimable.... Je tiens ce fait de Madame Robert & de M. Bonnet, niéce & neveu de M. de la Richardiere, qui demeurent à Fontenai-le-Comte, & d'un grand nombre d'autres personnes d'une franchise reconnue, à qui il l'a conté lui-même plusieurs fois.

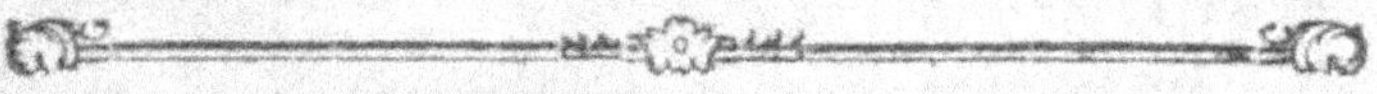

QUATRIEME OBSERVATION.

M. Garnier, natif de Fontenay-le-Comte, tomba à l'âge de treize à quatorze ans dans un état qui avoit toutes les apparences de la mort. Comme on vouloit

l'enfevelir, on trouva qu'il étoit encore chaud , &
que fes membres étoient flexibles , & M. fon pere
ne voulut pas à caufe de cela qu'on le mît dans le
fuaire. On le laiffa donc dans fon lit : dix-huit
heures s'étant paffées fans qu'il donnât le moindre
figne de vie, on l'enfevelit, on le mit fur la paille , &
l'on fit des difpofition pour l'enterrer. Cependant on
jugea à propos d'attendre encore dix heures : ce délai
expiré , on fit prier le Clergé de venir faire la levée
du corps ; comme on vouloit mettre le prétendu
mort dans la biere , on s'apperçut que fes membres
avoient encore de la flexibilité , & on fe fit peine de
le laiffer enterrer en cet état. Cependant les Prêtres
étoient en chemin , & on les laiffa venir pour fçavoir d'eux quel parti l'on devoit prendre. Ces Meffieurs entrerent dans la maifon ; & après avoir examiné ce jeune homme , ils furent d'avis qu'on en
différât la fépulture jufqu'à ce qu'on eût des preuves
plus certaines de fa mort. On le remit donc au lit ,
& les moyens qu'on employa pour conftater fon état
furent fi efficaces qu'il revint à lui ; & la nature
ayant repris peu à peu le deffus , il fe rétablit parfaitement. Il a vécu très-long-temps après cet accident ; il eft mort à Fontenay-le-Comte le ving^t
Février 1759.... Je tiens cette Obfervation de Madame fa fille , époufe de M. Bernard , Marchand ,

demeurant à Fontenay-le-Comte près du Collége.
Cette Dame est fortement persuadée que M. son
pere n'étoit pas mort lorsqu'on l'a enterré. Je lui ai
demandé pourquoi elle croyoit qu'il avoit eu ce sort
funeste ; elle m'a répondu qu'il n'avoit point du tout
la physionomie d'une personne morte , & qu'on
l'avoit enseveli & inhumé très-promptement.

Bien de personnes croyent & soutiennent que
M. Garnier a été porté à l'Eglise , & qu'il est revenu
à lui sur le Pont aux Chévres, comme on le portoit
au cimetiere ; mais il me semble que la relation de
Madame Bernard , sa fille , mérite plus de créance.

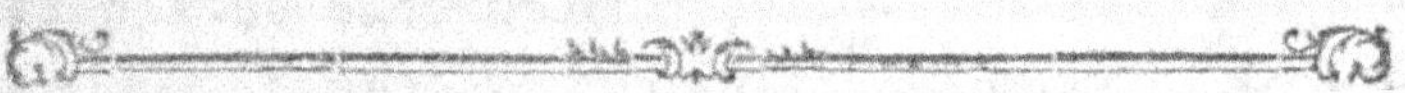

CINQUIEME OBSERVATION.

MADAME Descoubleau de Sourdis (*a*) , Religieuse du tiers Ordre de St. François à Fontenay-le-
Comte, tomba après quelques jours de maladie, dans

(*a*) *Cette Dame étoit sortie d'une Maison très-distin-
guée par l'ancienneté de sa Noblesse & par les grands
hommes qu'elle a produit ; on compte parmi eux François Descoubleau , connu sous le nom de Cardinal de
Sourdis , qui se distingua par son mérite & gagna la
bienveillance d'Henri IV , qui obtint pour lui le Chapeau*

un état si fâcheux qu'on la crut morte : dans cette persuasion on l'ensevelit & on la mit sur la paille ; on démeubla même sa chambre, comme c'est l'usage, lorsqu'une Religieuse est morte. M. Raison, mon oncle, son Médecin, arriva de la campagne où il étoit allé pour voir quelques malades, comme on faisoit des dispositions pour l'enterrer ; on l'avoit déjà mise dans le cercueil ; il l'avoit trouvée, à la vérité fort mal la derniere fois qu'il l'avoit vue ; mais comme il n'avoit point apperçu d'accident capable de faire craindre une fin si proche, il ne put se persuader qu'elle fût morte ; il crut même pouvoir assurer qu'elle ne l'étoit pas. Il fit refaire sur le champ le lit de la prétendue défunte, & ordonna qu'on la recouchât. S'en étant approché, il lui tâta le pouls, & lui présenta un miroir au visage ; & après l'avoir examinée pendant quelques tems avec toute l'atten-

---

de Cardinal en 1598. L'année suivante il fut nommé Archevêque de Bordeaux ; il tint un Concile Provincial en 1624 où il fit paroître beaucoup de zéle pour la Discipline Ecclésiastique. Il gouverna son Diocèse avec sagesse & mourut à Bordeaux le 8 Février 1628, âgé de 53 ans. Il eut pour Successeur dans cet Archevêché Henri Descoubleau, son frere.

tion poſſible, il crut appercevoir quelques ſignes de vie ; cela l'engagea à lui continuer ſes ſoins. Comme les Dames Religieuſes étoient fortement perſuadées que Madame Deſcoubleau étoit morte, elles ne purent, malgré le chagrin qu'elles avoient de la voir en cet état, s'empêcher de rire de l'empreſſement de ſon Médecin, & des peines qu'il ſe donnoit pour la faire revenir ; il eſſuya même à ce ſujet quelques petites plaiſanteries de leur part ; mais il ne ſe rebuta point, & la crainte qu'on ne tournât ſon zéle en ridicule ne l'empêcha point d'employer les ſecours qui lui parurent les plus efficaces pour la rappeller à la vie ; & il perſévéra dans leur uſage avec tant de conſtance, qu'il eut le bonheur de réuſſir. La prétendue morte revint, au grand étonnement de toute la Communauté ; & moyennant les ſoins qu'on lui donna, elle ſe rétablit parfaitement. Cette Dame a vécu trente ans après cet accident ; elle eſt morte le 18 Octobre 1746, âgée de ſoixante-ſept ans.... Cette Obſervation m'a été communiquée par M. Raiſon, mon parent, fils du Médecin de cette Dame, qui demeure à Fontenay - le - Comte, près la Place Royale. Madame Pineau, ma tente, Religieuſe au Monaſtere de St. François, dans la même Ville, qui a connu cette Dame très - particuliérement, m'a dit qu'elle lui avoit aſſuré que dans cet état elle entendoit très-diftinctement tout ce que l'on difoit ; mais que fon engourdiffement étoit fi confidérable, que malgré tous les efforts qu'elle fit, elle ne put jamais venir à bout de faire aucun mouvement, & qu'elle fe feroit laiffé enterrer fans la moindre réfiftance du monde ; nous avons plufieurs Obfervations femblables.

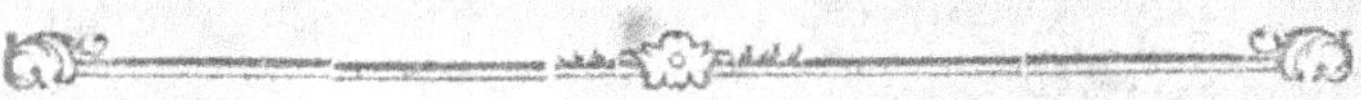

SIXIEME OBSERVATION.

MADAME Tournier, demeurant à Fontenay-le-Comte, près l'Eglife Notre-Dame, m'a raconté que l'époufe de M. Audigé, Tondeur de draps, demeurant en la même Ville, étant tombée dans l'Afphyxie, auroit été enterrée fans fon mari, qui ne pouvant croire qu'elle fût morte, voulut abfolument qu'on la confervât jufqu'à ce qu'elle fentît mauvais. Comme elle ne donnoit aucun figne de vie, & que tout le monde étoit perfuadé qu'elle étoit réellement morte, on fit tout ce qu'on put pour obtenir de lui qu'il la laiffât enterrer ; mais il perfifta dans fa réfolution, & ce fut un bonheur pour madame Audigé, qui ayant refté dans cet état de mort apparente pendant trois jours entiers, recouvra enfin l'ufage de fes fens, & elle guérit fi parfaitement qu'elle a vécu plusieurs années après cet accident.

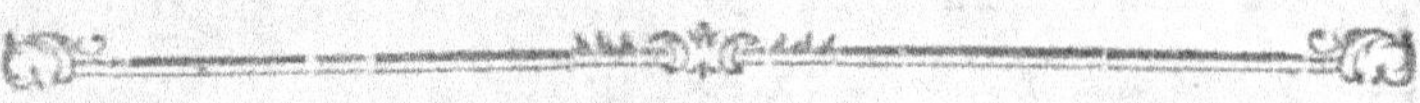

SEPTIEME OBSERVATION.

LA Dame Tournier, dont je viens de parler, m'a raconté que son fils étant à se divertir avec des enfans de son âge, chez le nommé Patarin, Maréchal, demeurant à Fontenay le Comte, près l'Hôpital, tomba, la tête en bas, dans une grande cuve pleine d'eau ; qu'on l'en avoit retiré sans connoissance, & ayant la mort peinte sur le visage ; qu'on le suspendit par les pieds pour lui faire rejetter l'eau dont on croyoit qu'il s'étoit gorgé (*a*), & que voyant qu'il ne donnoit aucun signe de vie, on l'avoit porté chez elle, où on l'avoit enseveli, & mis sur la paille. Comme Madame Tournier étoit pour lors enceinte, on craignit, & avec raison, que la vue d'un spectacle si affligeant ne lui causât un saisissement funeste, & l'on fit tout ce que l'on put pour l'empêcher d'entrer dans la chambre où étoit son fils ; mais comme elle ne pouvoit se persuader qu'il

____

(*a*) *Cette pratique est meurtriere, & bien de personnes en ont été les tristes victimes.*

fût mort, elle voulut abfolument le voir, & on fut forcé de lui accorder cette fatisfaction qu'elle demandoit avec tant d'iftances. Lorfqu'elle eût employé pendant un jour entier les moyens qu'elle crut les plus efficaces pour faire revenir cet enfant, on lui répréfenta que les peines qu'elle fe donnoit n'aboutiffoient qu'à la fatiguer ; qu'il étoit inutile de le garder plus long-temps, & qu'il falloit fonger à le faire enterrer. Monfieur fon Chirurgien, qui l'avoit vu & examiné plufieurs fois, lui affura qu'il étoit réellement mort, & qu'elle pouvoit, fans rien craindre, le laiffer inhumer. Il lui dit qu'elle devoit s'en rapporter à lui ; que tout le monde étoit étonné de ce qu'elle s'obftinoit à le garder fi long-temps, & qu'il ne pouvoit s'empêcher lui-même de traiter de folie l'excès de tendreffe qui la portoit à donner fi long-temps fes foins à un mort. Mais cette bonne mere ne fe découragea point ; elle dit qu'elle ne fouffriroit jamais qu'on enterrât fon fils avant que d'être bien affurée de la réalité de fa mort, & qu'elle fe feroit des reproches toute fa vie, fi elle le laiffoit inhumer plutôt. On fut obligé de la laiffer faire ce qu'elle voulut, & l'on fit bien. Elle continua donc à donner à fon enfant tous les fecours que la ten-dreffe maternelle put lui fuggérer, & elle eut le bonheur de le rappeller à la vie au bout de trois

jours de mort apparente. Cette espèce de résurre-
ction causa autant d'étonnement à toute la Ville,
que de joie à la mere. M. Tournier demeure à la
Rochelle, où il exerce le métier de Poëlier; il est
âgé de trente-trois ans, & il en avoit quatre lorsque
cet accident lui arriva.

HUITIEME OBSERVATION.

M ADAME Tournier m'a raconté encore que sa
fille aînée fut ataquée à l'âge de trois ans & demi
d'une coqueluche très-vive, qui la mit souvent à
deux doigts de la mort & qui dura près de quatre
mois. Comme on avoit mis en usage tous les remédes
imaginables, & que rien n'avoit soulagé la petite
malade, elle prit le parti de la vouer au blanc (*a*),
& elle la mena chez les Révérends Peres Jacobins

(*a*) *Lorsque les femmes de Poitou ont des enfans in-
firmes ou même un enfant unique qu'elles craignent de
perdre, elles l'habillent de blanc & elles font vœu qu'il
portera cet habit pendant un certain temps ; c'est pour
l'ordinaire pendant sept ans, & c'est ce qu'elles appellent* vouer au blanc.... *J'ai observé ailleurs cette pieuse
pratique, suggérée par la tendresse maternelle.*

DIXIEME OBSERVATION.

MADAME Claveau, demeurant à Longefve en bas Poitou, dans le Diocèfe de la Rochelle, à une demi-lieue de Fontenay-le-Comte, ayant été réputée morte, fut inhumée dans le cimetiere de cette Paroiffe. Peu de temps après on l'entendit plaindre; on l'exhuma; on ouvrit le cercueil, & on lui trouva une main rongée; elle expira au moment qu'elle fut expofée à l'air... C'eft encore la veuve Martinette qui m'a communiqué cette Obfervation, & elle l'a tient de Madame Martineaux, de Longefve.

ONZIEME OBSERVATION.

LA mere du Révérend Pere Laour, Jacobin, ayant été réputée morte à St. Jean d'Angely, fut enterrée avec fes bagues comme elle l'voit ordonné. Sa femme de chambre en informa l Sacriftin, & ils convinrent de fe rendre tous deu à l'églife la nuit fuivante pour les dérober; ce qufut exécuté. Comme les doigts de cette Dame étoint extrêmement gonflés, les efforts qu'ils furent obzés de faire pour tirer fes bagues furent fi violents lui caufe-

rent une douleur fi vive , qu'elle revint de fon Afphyxie. Elle fe plaignit & elle pouffa des foupirs ;
ces deux perfonnes effrayées prirent la fuite , & la
Reffufcitée fe rendit comme elle put à la maifon ; on
la mit au lit , & moyennant les fecours qu'on lui
donna,elle fe rétablit parfaitement. Ce fut quelques
temps après cet événement , qu'elle mit au monde
le Révérend Pere Lacour , qui fait le fujet de l'Obfervation fuivante.

DOUZIEME OBSERVATION.

LE Révérend Pere Lacour , Jacobin , étant à St.
Jean d'Angely , tomba tout d'un coup comme mort.
On l'enfevelit; & après le délai ordinaire on le porta
à l'Eglife pour l'enterrer. Comme on fe difpofoit à
le defcendre dans la foffe , le cercuil échappa des
mains de ceux qui le portoient , & il tomba avec
beaucoup de précipitation. L'ébranlement violent
que fa chûte occafionna fit revenir le prétendu
mort ; on le retira promptement de la foffe ; on le
reporta chez lui ; & moyennant les fecours qu'on lui
donna il eut le bonheur de fe rétablir. Comme il
craignoit une feconde méprife , il recommanda ex-
preffément de ne l'enterrer que trois jours après fon

décès. Il eſt mort chez les Révérends Peres Jacobins de Fontenay-le-Comte qui l'ont gardé, comme il l'avoit ordonné, pendant trois fois vingt - quatre heures avant que de lui donner la ſépulture... Cette Obſervation m'a été communiquée, ainſi que la précédente, par Madame Tournier, dont j'ai parlé, & elle la tient du Révérend Pere Lacour qui la lui a contée pluſieurs fois.

TREIZIEME OBSERVATION.

JEANNE Soriniere, native de Niort en Poitou, malade depuis long-temps, tomba à l'âge de huit ans dans un état ſi fâcheux qu'on la crut morte ; on l'enſevelit & on la mit ſur la paille. Lorſque le délai ordinaire fut expiré, on l'enferma dans un cercueil & on ſe mit en chemin : lorſqu'on fut arrivé près de la Croix de la Miſſion, où le Clergé de Notre-Dame, ſa Paroiſſe, devoit venir la prendre, elle fit quelques mouvemens dont on s'apperçut ; on ouvrit le coffre ſur le champ ; on la reporta chez elle, & les ſecours qu'on lui donna produiſirent tout l'effet que l'on pouvoit deſirer. Si tôt que la con-noiſſance lui fût revenue, elle demanda des cerneaux qu'elle aimoit beaucoup ; on lui en donna, & elle les

mangea avec appetit.... Cette femme actuellement
âgée de cinquante ans jouit d'une bonne santé ; elle
a été mariée deux fois. Son premier mari s'appelloit
Jean Bion ; le second qui vit encore, & qui demeure
avec elle à Niort , sur le Port, se nomme François
Giraud. M. Bion étoit Curé de Notre-Dame lorsque
cet accident arriva..... Cette Observation m'a été
communiquée par M. Chevallereau, très habile Apo-
thicaire , résidant à Niort , & par Madame son
épouse, & ils la tiennent de cette femme même qui
la leur a contée plusieurs fois.

QUATORZIEME OBSERVATION.

ANNE Deveau, épouse d'Antoine de Montan,
Journalier, ayant été réputée morte , fut enterrée
dans le cimetiere de la Mothe-Saint-Heraye , dans
le Diocèse de Poitiers , à deux lieues de St. Maixant.
Les trois filles de Bourloton , Boucher, se prome-
nant dans le cimetiere , entendirent plaindre cette
malheureuse femme ; & sur l'avis qu'elles en donnerent , on se détermina à l'exhumer ; mais malheureusement on n'ouvrit la fosse que plusieurs heures
après , & il n'étoit plus temps : on la trouva morte...
Cette Observation m'a été communiquée par Made-
moiselle Fraigneau , Témoin oculaire, en présence

& dans la maison de M. Boisard, Curé de la Paroisse
de St. Leger à St. Maixant, Ecclésiastique recommandable par ses lumieres, par sa piété, par l'intégrité de ses mœurs & par la douceur & l'ingénuité
de son caractere. Le récit de cette Demoiselle, d'un
mérite très-distingué, m'a été confirmé par les deux
filles aînées de Bourloton, dont une est mariée avec
le nommé Pélerin, Boucher de la Mothe-Saint-
Heraye, & l'autre avec le nommé Peu, Boucher,
demeurant à Lusignan, à qui j'ai parlé le deux de
ce mois (Août 1775) en allant à Paris. Ces deux
femmes très-dignes de foi m'ont assuré avoir entendu
très-distinctement & à différentes fois les plaintes &
les lamentations de l'infortunée Deveau, & elles
m'ont dit qu'elles étoient persuadées qu'on auroit
pu lui sauver la vie si on l'eût exhumée plutôt ; je le
crois comme elles... Ce triste événement a environ
vingt-huit ans de date.

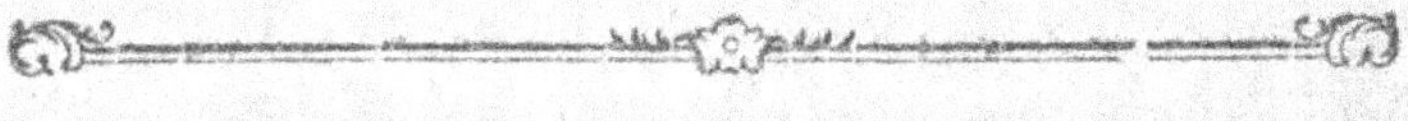

QUINZIEME OBSERVATION.

L'EPOUSE du nommé Auré, Vigneron, na-
tive de Saint-Loup, dans le Diocèse de la Rochelle,
à trois lieues de Parthenay, ayant été réputée morte
à l'âge de quinze ans, fut renfermée dans un cercueil

& portée à l'Eglife pour être enterrée. Comme on finiffoit les prieres accoutumées, & que l'on fe dif-pofoit à la porter au cimetiere, on l'entendit plain-dre ; on ouvrit le coffre fur le champ, & on la re-porta chez le nommé Robineau, Boucher, chez qui elle demeuroit pour lors en qualité de Domeftique. On lui adminiftra fans délai les fecours dont elle avoit befoin, & elle eut le bonheur de fe rétablir. Elle a vécu très-long-temps après cet accident. Elle demeuroit au Village de la Sabliere fur la Paroiffe de St. Loup lorfqu'elle eft morte.... Cette Obferva-tion m'a été communiquée le quatorze Juin dernier, de la préfente année 1775, par la veuve Pacaud, demeurant à Parthenay, qui étoit amie intime de cette femme.

SEIZIEME OBSERVATION.

LE nommé Cerceau, Voiturier, demeurant à Parthenay en Poitou, dans le Diocèfe de Poitiers, étant tombé dans l'Afphyxie, fut mis dans un cer-cueil & porté à l'Eglife de St. Paul, fa Paroiffe. Lorf-que l'Office fut fini, on le porta au cimetiere ; & comme on alloit le mettre dans la foffe, il fit quel-ques mouvemens ; on ouvrit le coffre fur le champ,

on le reporta promptement chez lui , & il guérit si
parfaitement , qu'il a vécu plusieurs années après
cet accident. . . . . Cette Observation m'a été communiquée par M. Macardi , Ecclésiastique très-res-
pectable & Curé de la Paroisse de Verruye en Poitou , dans le Diocèse de Poitiers. J'ai oui raconter
ce fait à plusieurs autres personnes dignes de foi; &
il est si notoire dans le pays & si certain , que tous
les habitans de Parthenay en ont connoissance ,
& qu'il n'est personne qui ne soit prêt de l'assurer.
M. Macardi a été Curé pendant long-temps de la
Paroisse de Saint-Paul où cela est arrivé , & Cerceau , son Paroissien , le lui a conté plusieurs fois.

DIX-SEPTIEME OBSERVATION.

MONSIEUR Dupuy , Boutonnier , homme
droit & vertueux , demeurant à Parthenay sur la
Paroisse de St. Laurent , m'a assuré que Madame
Coutancier , sa Concitoyenne , a été portée deux
fois à l'Eglise pour être enterrée , & qu'elle est revenue à elle pendant qu'on chantoit son Service.

DIX-HUITIEME OBSERVATION.

LE nommé Mendevil, Trompette, cru mort d'une fiévre maligne pourprée, fut enterré en 1716 dans le cimetiere de l'Eglise d'Oxmanton à Dublin. Des enfans qui jouoient dans le voisinage de la fosse, épouvantés du bruit qu'ils entendoient sous la terre, furent avertir le Fossoyeur, qui ayant prêté l'oreille, se convainquit de la vérité de leur rapport. On fut chercher du monde, on retira le cercueil, on l'ouvrit & on trouva le malade couché sur le ventre, ayant les épaules déchirées, par la pointe de plusieurs clouds, & nageant dans son sang. Il respiroit encore & avoit dans le visage des mouvemens convulsifs très sensibles. Il mourut un quart d'heure après, plutôt d'hémorragie que de suffocation.... M. Bruhier qui rapporte cette Observation dans sa Dissertation sur l'Incertitude des signes de la mort, tom. I, pag. 150, seconde édition, dit que cette histoire lui a été attestée par M. le Comte de Barneval, Témoin oculaire. Il m'a ajouté, continue-t-il, qu'il y avoit vingt-quatre heures que Mendevil avoit été enterré, & que c'étoit dans le commencement des pluies qui tombent en abondance & fort froides en Irlande, sur la fin d'Août & dans le commencement de Septembre.

On ne peut lire cette Obfervation fans frémir d'horreur, & fe repréfenter, fans en être attendri jufqu'aux larmes, les tourmens affreux qu'a du fouffrir cet homme infortuné. Il faudroit avoir un cœur auffi dur & auffi infenfible qu'une pierre pour n'en être pas vivement touché; mais à quoi aboutit notre compaffion, & que fert-il de gémir fur le fort déplorable de ceux qui ont eu le malheur d'être enterrés vivans, fi nous continuons à enfevelir & à inhumer les perfonnes décédées, fans nous être affurés auparavant, par tous les moyens poffibles, de la réalité de leur mort?

DIX-NEUVIEME OBSERVATION.

ON enterra il y a quelque temps une femme dans l'Eglife Paroiffiale de Cadillac, petite Ville à cinq lieues de Bordeaux. Le foir le Bedeau allant fonner l'*Angelus*, entendit pouffer des foupirs; il prêta une orreille attentive & entendit encore les mêmes plaintes; il s'approcha de l'endroit d'où elles partoient, & fe trouva proche de celui où l'inhumation avoit été faite. Il fut fur le champ

donner avis au Curé de ce qu'il venoit de découvrir.
Le Curé traita le Bedeau de visionnaire ; celui-ci,
piqué du reproche, rentre dans l'Eglise, se confirme de plus en plus dans sa pensée , & revient
chez le Curé, lequel ne put se refuser de se trans-
porter sur le lieu. Il trouva que le rapport du Bedeau n'étoit que trop vrai ; en conséquence on envoya chercher le Juge du lieu ; la fosse fut ouverte ,
& la femme trouvée réellement vivante, ayant la
moitié du bras droit & toute la main mangée ; elle
mourut au moment qu'elle fut exposée au grand
air.... Cette Observation se trouve dans la dissertation sur l'incertitude des signes de la mort , de M.
Bruhier, tom. I, pag. 92, seconde édition , & il la
tient d'un de ses amis qui la lui a envoyée de Bordeaux en 1747.

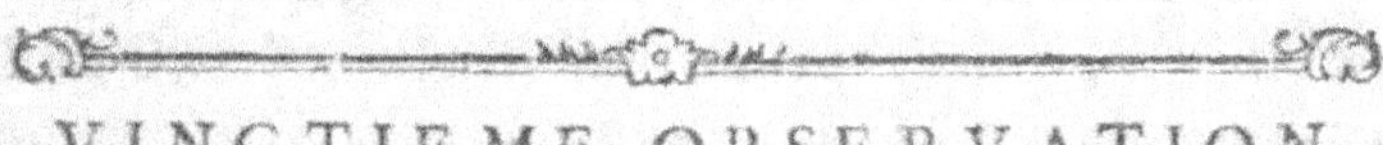

VINGTIEME OBSERVATION.

FRANÇOIS Bourdot, natif d'Etampes dans le
Diocèse de Sens, malade depuis trois mois, tomba
tout-à-coup dans une syncope si violente, qu'on le
crut mort : dans cette persuation on l'ensévelit &
on le mit dans un coffre. Il revint à lui pendant
qu'on en clouoit le couvercle, & on l'entendit pous-
ser de profonds soupirs ; on ouvrit le cercueil sur le

champ, on l'en retira & on le remit au lit ; les
remedes qu'on lui adminiſtra eurent tant de ſuccès
qu'il ſe rétablit parfaitement. Cet homme eſt mort
à Etampes, âgé de ſoixante-quatre ans , & il en
avoit dix-huit lorſque cet accident lui arriva. Cette
eſpèce de réſurreſtion lui fit donner le nom de
Trompe la mort ; ſa famille demeure à Etampes....
C'eſt M. Iſſenard, Libraire, demeurant auſſi en
cette Ville, qui a eu la bonté de me communiquer cette Obſervation , & il la tient des enfans
même de Bourdot.

VINGT-UNIEME OBSERVATION.

« UNE fille vint à notre Hôpital (c'eſt M.
» l'Abbé Menon , Secrétaire de l'Académie royale
» d'Angers, qui s'exprime ainſi dans une lettre qu'il
» écrivit à M. Bruhier le 23 Juin 1747) il y a plus
» de vingt ans pour y chercher du ſecours contre
» une violente maladie ; elle n'y fut pas long-temps
» ſans y tomber comme morte. Sous ce titre les
» Sœurs de la Charité la font porter dans une cham-
» bre où l'on enſevelit les morts ; elle y reſta près de
» vingt-quatre heures. Un Chirurgien qui vouloit
» faire l'ouverture du corps ne lui eût pas plutôt
» donné un coup de biſtouri ſur la poitrine , que la

» prétendue morte donna des fignes de vie fi parfaite,
» qu'elle la conferve encore en pleine fanté. Il ne
» tiendra qu'à vous, Monfieur, que nous ne faffions
» de plus grandes recherches; il y a encore un
» exemple récent. . . . . ». M. Bruhier a inféré cette
Obfervation dans faDiffertation fur l'Incertitude des
fignes de la mort, tom. I, pag. 128, édition 2ᵉ.

Des méprifes de cette nature font horreur & doivent affliger toute perfonne qui a le cœur fenfible &
qui aime fes femblables. Ces malheurs offreux n'ar-
riveroient jamais fi l'on prenoit plus de précautions
qu'on n'en prend ordinairement pour conftater la
mort des perfonnes décédées. Il eft étonnant que de
pareils accidents qui font fçus de tout le monde &
qui font beaucoup plus fréquens qu'on ne penfe,
ne faffent pas fur l'efprit des Infirmiers & des Infir-
mieres toute l'impreffion qu'ils devroient faire, &
ne les rendent pas plus circonfpects & plus attentifs
à prendre toutes les mefures que la prudence & la
charité fuggerent pour garantir d'un fi grand malheur
les malades qui font confiés à leurs foins. Il eft évident que fi on eût examiné avec tant foit peu d'attention cette malheureufe fille avant que de la
porter dans la falle des morts, on auroit vu qu'elle
n'étoit pas morte Ce n'eft donc qu'à la négligence
des Sœurs de cet Hôpital & à l'imprudence du

Chirurgien que l'on doit imputer le risque affreux qu'elle courut d'être disséquée vivante... Je ne puis m'empêcher de le dire : on néglige trop les malades dans la plupart des Hôpitaux , & on ne s'intéresse pas à leur conservation autant qu'on devroit le faire; aussi combien y en a-t-il parmi ces Citoyens infortunés , qui au lieu du soulagement qu'ils espéroient y recevoir , y trouvent la mort ! Ces malheureux ne sont pas plutôt décédés , du moins en apparence, qu'on les enleve brusquement pour les porter dans la salle des morts , où souvent on va les chercher peu d'heures après pour leur donner la sépulture. Cette maniere de se conduire envers des personnes dont on n'a pas eu la précaution de constater la mort , est évidemment meurtriere. La pluspart de ceux que l'on croit morts ne le sont qu'en apparence ; c'est donc agir contre la prudence , c'est donc manquer à la charité, que de ne pas mettre en usage tous les moyens possibles pour éviter une méprise dont les suites sont si funestes. Il y en a fort peu , parmi ceux de ces malheureux , qui ont encore un peu de vie , que ce traitement n'acheve. Les pauvres malades qui échappent la mort pour ce moment n'en sont que plus à plaindre : il leur arrive un malheur bien plus grand encore ; on les enterre ou on les ouvre tout vivans ; il y en a

très peu parmi ceux que l'on porte vivans dans la
falle des morts, qui aient le bonheur d'éviter ce
fort funefte; il y en a eu pourtant quelques-uns,
qui ayant donné affez-tôt des fignes de vie, fe
font tirés de ce terrible danger, & j'en rapporte
des exemples dans ce Mémoire.... Il m'en coûte de
publier des vérités auffi affligeantes, mais je manquerois à ce que l'humanité & ma profeffion exigent
de moi, fi je gardois un profond filence fur des abus
qui expofent tous les jours une multitude de pauvres malades au danger de finir leur vie de la maniere la plus cruelle.

M. Bruhier fe plaint, comme moi, de la maniere
dont on fe conduit dans les Hôpitaux à l'égard des
perfonnes décédées & de l'extrême précipitation
avec laquelle on leur donne la fépulture. Voici comme il s'exprime fur ce fujet dans fa Differtation fur
l'Incertitude des fignes de la mort, tom. II, pag. 76,
feconde édition.... « Il eft certain que fi le repro-
» che de précipiter les enterremens eft fondé, c'eft
» fur-tout dans les Hôpitaux, & par conféquent il
» n'y a point de doute qu'on n'y enterre fouvent
» des perfonnes vivantes ; mais ce n'eft pas le feul
» reproche que l'on ait à faire à l'Hôtel-Dieu de
» Paris. Perfonne de ceux qui font réputés morts n'y
» échappe à un traitement extrêmement propre à les

» rendre effectivement tels ; car à peine ont - ils
» rendu les derniers soupirs, du moins à ce qu'on
» croit, qu'on les transporte dans la salle des morts
» où on les étend sur une table de pierre jusqu'à ce
» qu'on les enseveliſſe. Or, je laiſſe à penſer, s'il y
» a bien des moyens plus efficaces, ſur-tout l'hyver,
» pour achever d'éteindre les reſtes de la vie d'un
» malade épuiſé quelquefois par la maladie & les
» remedes, & attaqué d'une affection ſoporeuſe qui
» eſt accompagnée d'un ſi grand ralentiſſement de la
» circulation, qu'elle eſt devenue inſenſible ; auſſi
» ſuis-je perſuadé que le nombre de ceux qu'on en-
» terre vivans n'eſt pas auſſi grand qu'il le ſeroit,
» vu la précipitation avec laquelle on enterre, ſi
» l'on ne mettoit point en uſage ce moyen preſque
» infaillible d'achever ceux qui ne ſont encore morts
» qu'imparfaitement. Il eſt défendu d'enterrer un
» mort encore chaud ; c'eſt ſur ce principe qu'à l'Hô-
» tel-Dieu on met les corps ſur des tables de pierre.
» Mais, peut-on tirer d'un principe auſſi judicieux
» une conſéquence auſſi abſurde ? Peut-on en con-
» clure qu'il faille ſe preſſer d'éteindre cette cha-
» leur, qui ne demande des égards pour un corps
» où elle ſe fait encore ſentir, que parce qu'elle eſt
» un attribut, un ſigne de la vie ? Et pourquoi les
» malheureux qui n'ont de reſſources contre leurs
» maladies

» maladies que dans la charité des hommes, sont-ils
» privés de la faveur équivoque de la loi, qui ne
» veut pas qu'on donne la sépulture avant l'expira-
» tion des vingt-quatre heures ». Qu'il y a d'Hôpitaux qui méritent les reproches que M. Bruhier
fait ici à l'Hôtel-Dieu de Paris ! Les Observations
qui suivent prouvent, ainsi que celles que je viens
de rapporter, que c'est avec beaucoup de raison
que tous les Citoyens, amis de l'humanité, se plai-
gnent de la conduite que l'on tient dans les Hôpitaux à l'égard des personnes décédées.

VINGT-DEUXIEME OBSERVATION.

« AU mois de Février 1746 (c'est M. Louis,
célébre Chirurgien, Secrétaire de l'Académie
Royale de Chirurgie de Paris, &c. qui s'exprime
ainsi dans un Ouvrage de sa composition, qui a
pour titre : *Lettres sur la certitude des Signes de la
Mort*, page 56) » une fille de la campagne, d'un
» tempérament très-vigoureux, âgée d'environ
» vingt-cinq ans, partit à pied de l'Hôtel-Dieu de
» Paris où elle étoit accouchée la surveille, &
» vint à la Salpêtrière. Elle avoit craint d'être atta-
» quée d'une maladie qui régnoit alors à l'Hôtel-

» Dieu sur les femmes en couche, & qui en sit pé-
» rir plusieurs. La fatigue du chemin mit cette per-
» sonne dans un état d'épuisement qui la sit tomber
» en syncope dès qu'elle sut arrivée & mise au lit.
» On la réchauffa extérieurement avec des serviettes
» chaudes, & on parvint, par quelques cordiaux, à
» la faire revenir de sa foiblesse. Au bout d'une
» heure elle retomba dans le même état, & on la crut
» morte ; la Sœur du Dortoir m'envoya dire qu'il
» y avoit dans son emploi un sujet dont je pouvois
» disposer pour mes leçons d'Anatomie & de Chi-
» rurgie. Mes Eleves ne manquerent point d'en-
» lever ce sujet, qui, enveloppé d'un drap simple,
» avoit déja passé deux heures dans une cour,
» exposé sur un brancard aux injures de la saison.
» Ils transporterent ce corps dans l'amphitéâtre
» sans l'examiner ; le lendemain matin, avant la
» visite des malades, un jeune Chirurgien me dit
» qu'il avoit entendu des sons plaintifs dans l'am-
» phithéâtre, comme si quelqu'un y eût poussé
» des sanglots & des profonds soupirs, & que la
» frayeur l'avoit empêché de se lever & de venir
» m'en avertir. J'allai promptement examiner le
» sujet ; je vis avec douleur que cette pauvre fille,
» qui alors étoit véritablement morte, avoit fait
» des efforts pour se débarrasser du drap qui l'enve-

» loppoit. Elle avoit une jambe par terre hors du
» brancard & un bras appuyé fur la barre du
» treteau d'une table à difléquer, à côté de laquelle
» le brancard étoit pofé. Je me rappelle ici les fen-
» timens d'horreur & de compaffion dont je fus
» agité dans cet inftant : je doute qu'il y ait un fpec-
» tacle plus trifte & plus touchant que celui-là ».

VINGT-TROISIEME OBSERVATION,

LE nommé Regnier, Marchand de tifane, à
Paris, étant tombé malade, il y a environ quinze
ans, fe fit porter à l'Hôpital de la Charité de cette
Ville ; peu de jours après on le crut mort, & on le
tranfporta dans la falle des morts. Comme on le
coufoit dans une ferpiliere pour le porter en terre,
on enfonça l'aiguille dans un de fes genoux ; la douleur vive que cette piqûure lui caufa le fit revenir à
lui, & il fe plaignit de ce qu'on lui faifoit du mal.
On le débarraffa fur le champ de fon fuaire, on le
coucha, & moyennant les fecours qu'on lui donna, il fe rétablit parfaitement.... Je tiens cette
Obfervation de M. Iffenard, Libraire à Etampes.

VINGT - QUATRIEME OBSERVATION.

LA nommée Bafamoine, Blanchiffeufe, demeurant dans le quartier du Palais marchand, à Paris, ayant été réputée morte à l'Hôtel-Dieu de cette Ville, fut mife dans le chariot avec plufieurs morts pour être portée à Clamarre (*a*). Elle revint à elle en chemin ; & comme elle fe trouvoit fort gênée, elle fit des efforts pour fe procurer une fituation plus commode ; mais n'ayant pu en venir à bout, tant à caufe de fa foibleffe, que du poids de plufieurs cadavres dont elle étoit couverte, elle fut obligée de refter dans cette horrible fituation jufqu'à ce qu'on fût arrivé à Clamarre. Lorfqu'on vint la prendre pour la mettre dans la foffe, on vit qu'elle n'étoit pas morte. On la reporta à l'Hôtel-Dieu, où moyennant les fecours qu'on lui donna, elle fe rétablit parfaitement, mais elle refta borgne. Elle avoit eu le malheur de fe meurtrir un œil en fe retournant dans le chariot pour fe mettre à fon aife ; mais quoiqu'elle

---

(*a*) *C'eft le nom que l'on donne au Cimetiere où l'on enterre les morts de l'Hôtel-Dieu.*

fût très-fenfible à cet accident, elle fe trouva encore fort heureufe d'en avoir été quitte pour cela. . . . . Cette Obfervation m'a été communiquée par M. Préponnier au bureau des Gazettes étrangeres, à Paris, & il la tient de la Bafamoine même qu'il connoiffoit, à laquelle il a parlé plufieurs fois depuis cet événement; il n'y a gueres plus de vingt ans que cela eft arrivé.

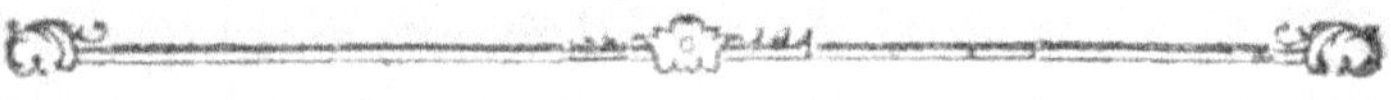

VINGT - CINQUIEME OBSERVATION.

UN prifonnier Anglois ayant été réputé mort à l'Hôpital de Rochefort, il y a environ quinze ans, fut porté dans la falle des morts. Quelques heures après, M. Moine, éléve en Chirurgie, faigna cet homme à la jugulaire, dans la vue apparemment de s'inftruire & de s'exercer à la pratique de la faignée. Le vaiffeau ne fut pas plutôt ouvert, que le fang en fortit impétueufement; le Soldat revint à lui, il fe jetta comme un furieux fur ce jeune Chirurgien, & il le ferra fi fortement entre fes bras, qu'il ne lui fut pas poffible de s'en débarraffer. M. Moine, effrayé, tomba par terre fans connoiffance, & il entraîna avec lui le Soldat, qui épuifé par la perte de fon fang qui couloit continuellement, eut lui-même une

E 3

syncope violente , à laquelle il auroit infailliblement succombé , sans les prompts secours qu'on lui donna , & qui eurent tant d'efficacité, qu'il se rétablit parfaitement ; ceux qu'on administra au Chirurgien le tirerent aussi d'affaire.... Cette Observation m'a été communiquée par M. Faure d'Hermonville , Contrôleur ambulant dans les Domaines , & il l'a tient de M. Dumay , le pere , célébre Chirurgien de Rochefort & témoin oculaire.

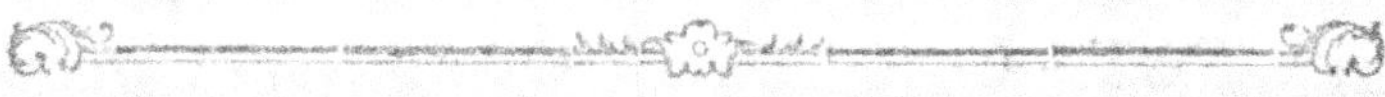

VINGT - SIXIEME OBSERVATION.

M. Baubeau , Maître en Chirurgie , résident à Verruye en Poitou , m'a assuré avoir oui raconter à un Soldat du Régiment de Berry , qu'étant tombé dans l'Asphyxie , on le porta dans la salle des morts, & qu'il revint à lui comme on se disposoit à lui donner la sépulture. Le récit de ce Soldat lui a été confirmé par plusieurs de ses camarades qui en ont été témoins. .... C'est encore M. Baubeau qui a eu la bonté de me communiquer l'Observation suivante.

VINGT - SEPTIEME OBSERVATION.

UN Soldat, arrivant de l'Amérique, entra à l'Hôpital de... en 1764, vers la fin du mois de Décembre de la même année, il tomba entre onze heures & minuit dans un état si fâcheux qu'on le crut mort. On le transporta sur le champ dans l'amphithéâtre, couvert d'un drap : environ dix heures après, le Frere J.... qui devoit en faire l'ouverture, s'y rendit avec le Frere F.... M. Baubeau, de qui je tiens cette Observation, & M. Doublet, Maître Chirurgien de Paris, résidant à.... depuis quelques années. Le Frere J.... n'eut pas plutôt fait une incision superficielle de la longueur de quelques travers de doigt à la poitrine de ce malheureux, qu'il donna des signes de vie ; mais il retomba quelques minutes après dans le même état. Il seroit difficile de peindre l'étonnement que cela causa à ces Messieurs. Ils examinerent ce pauvre homme avec toute l'attention possible, & ils lui trouverent encore un peu de chaleur. Ils le firent mettre sur le champ dans un lit bien chaud ; & moyennant les secours qu'ils lui donnerent, ils eurent le bonheur de le rappeller à la vie ; mais il n'en jouit pas long-temps ;

il mourut au bout de quinze jours. Ce malheureux
se promena deux jours après cet accident ; il joua
même aux cartes avec ses camarades, & il se leva
tous les jours jusqu'à sa mort. On l'examina cette
fois-ci avec plus d'attention, & on eut la précaution de le garder pendant quarante-huit heures
avant que d'en faire l'ouverture.

Ce pauvre homme ne pouvoit pas échapper la
mort ; il avoit apporté de l'Amérique une maladie
grave qui l'avoit épuisé ; & le jour qu'il tomba dans
cet état de mort apparente, on lui avoit donné de
l'Opium (*a*) pour des pilules de Cynoglos-

(*a*) *L'Opium est un suc gommeux & résineux tiré
par expression des têtes, des feuilles & des tiges du pavôt blanc, & réduit par évaporation en consistance d'extrait : on nous l'apporte de Gréce, d'Egypte & de plusieurs autres endroits en, pains de différentes grosseurs,
enveloppés dans des feuilles de pavôt. Cet extrait est
d'une couleur roussâtre, d'une saveur amere & d'une
odeur virulente & nauséabonde. Comme cette drogue,
telle qu'on nous l'envoye, est toujours mêlée de quelques substances étrangeres, on la purifie pour l'usage
de la Médecine, & on lui donne alors le nom de l'au-
danum.... On fait prendre ce reméde depuis la sixieme
partie d'un grain jusqu'à un & deux grains. Administré*

se (*a*) que le Médecin lui avoit ordonnées ; & ce fut vraisemblablement ce narcotique dangereux

---

à propos & à une dose convenable, il est très-salutaire dans bien des cas ; il calme les douleurs, il procure le sommeil, il excite la transpiration, &c. Pris à contre-temps & à une dose trop forte, il produit de très-grands accidents, & ces accidents sont différents & plus ou moins nombreux, suivant l'état & le tempérament des malades, & la dose à laquelle on l'a pris ; il cause même quelque fois la mort.... Pour empêcher les mauvais effets de ce remede, lorsqu'on l'a pris à une dose trop forte, il faut boire abondamment de l'eau où l'on aura mis du suc de limon, ou du verjus, ou du vinaigre. L'odeur du vinaigre est aussi trè-efficace & suffit quelquefois seule pour dissiper les accidents. Il est quelquefois nécessaire d'avoir recours à la saignée & aux vomitifs.

(*a*) C'est un remede composé avec les racines d'une plante qu'on appelle cynoglosse ou langue de chien, les semences de jusquiame blanc, l'opium, la myrrhe, l'encens mâle, le castor, le safran & le syrop de Cynoglosse. Ce remede se donne depuis un grain jusqu'à huit grains,

qui le jetta dans cet affoupiffement profond qui
fit prendre le change à l'Infirmier.... Ces méprifes
ne font pas rares dans les Hôpitaux, & bien des
malades en font les triftes victimes. Ce fut le Por-
tier de la maifon qui fit prendre de l'Opium à ce
malheureux Soldat ; & quoiqu'il ne fût prefque
pas lire , c'étoit lui qui étoit chargé de donner les
remédes aux malades. On ne peut s'empêcher de
convenir que c'eft bien expofer la vie des hommes,
que de confier l'adminiftration des remédes à des
gens fi peu inftruits : il y a tout lieu de croire que
ce n'eft pas la feule faute que cet homme a faite.
Si on n'y eût pris garde , il auroit encore donné ,
le jour que cet accident arriva, de l'Opium à un
malade à qui on avoit ordonné des pilules de Cy-
nogloffe , exprès pour voir s'il exécutoit bien fi-
délement les ordonnances du Médecin , & pour
s'affurer fi la léthargie de ce Soldat avoit été occa-
fionnée , comme on le foupçonnoit , par un *quiproquo* de fa part. On le veilla dans la fuite de fort
près ; mais on auroit beaucoup mieux fait de le def-
tituer tout-à-fait de cet emploi , que l'on ne devroit jamais confier qu'à des gens expérimentés , &
fur l'exactitude defquels on pourroit compter. Si
cet homme a donné , comme il y a tout lieu de le
croire, de l'Opium toutes les fois qu'on aura ordon-

né des pilules de Cynoglosse ; & s'il en a fait prendre , comme on n'en peut douter , quatre à cinq
grains , dose ordinaire à laquelle on prescrit ce
dernier reméde , combien de maux ne doit-il pas
avoir causés ? Les personnes de l'art savent qu'on
ne doit faire usage de ce somnifere qu'avec tous les
ménagemens & toute la circonspection possibles , &
que pris à une dose plus forte que celle à laquelle
on a coutume de le donner , il cause des accidents
mortels, si on n'y remédie promptement. Combien
d'autres fautes cet homme ne doit-il pas avoir com-
mises ? Ces méprises sont, comme je l'ai dit , très-
fréquentes dans les Hôpitaux , & elles exposent les
pauvres malades à de grands dangers. Il n'y a pas
bien long-temps que l'on fit prendre dans un Hôpital de Paris à un jeune Chirurgien que je connois
particulierement, un reméde qui faillit à le tuer.
C'étoit un purgatif violent qui avoit été préparé
pour un homme d'un tempérament très-vigoureux,
& à qui l'on avoit fait prendre inutilement plusieurs fois les purgatifs ordinaires. Ce qu'il y a de
singulier , c'est qu'on le lui fit avaler malgré lui ;
il eut beau dire , ce qui étoit très-vrai, que ce reméde n'étoit pas pour lui ; que le Médecin ne lui
avoit rien ordonné , & que sa situation présente
exigeoit toute autre chose. Toutes ses représenta-

tions furent inutiles ; il fallut obéir. Peu de temps après qu'il eût pris ce remède, il éprouva des accidents qui le mirent à deux doigts de la mort. Lorsqu'il fut un peu mieux, il se plaignit amèrement de la méprise dans laquelle on étoit tombé à son égard & de la violence qu'on lui avoit faite ; on en parut vivement touché ; on lui demanda même pardon, & on lui dit pour le consoler qu'il n'étoit pas le premier à qui cela étoit arrivé ; que les malades des Hôpitaux étoient exposés à ces inconvéniens, & qu'il n'étoit pas possible, quelques précautions que l'on prît, d'empêcher que cela n'arrivât quelquefois.

Je m'afflige toutes les fois que je me représente tous les désagrémens que les pauvres malades essuyent dans les Hôpitaux, les risques qu'ils y courent & les obstacles inévitables qu'ils y trouvent sans cesse à leur guérison. Je crois, & il ne seroit pas difficile de le prouver, que les Hôpitaux, les grands sur-tout, sont plus préjudiciables aux pauvres qu'ils ne leur sont avantageux. On leur rendroit un grand service si l'on pouvoit réussir à convaincre le Gouvernement de cette triste vérité ; on aura beau faire, on ne pourra jamais remédier au danger & aux inconvéniens qu'il y a à rassembler en un même lieu un grand nombre de malades. Je fuis perfuadé que de cent malades qui meurent dans les Hôpitaux, on auroit pu en fauver au moins vingt, fi on les eût laiffé chez eux. On ne pourra s'empêcher de convenir que ce que je viens d'avancer eft vrai, fi l'on confidere les funeftes effets que doivent produire fur les pauvres malades, 1°. le chagrin qu'ils ont de fe trouver dans la trifte néceffité de fe féparer de leur famille pour aller chercher du foulagement dans des maifons où ils ne voyent autour d'eux que des étrangers, qui quelques charitables & compatiffants qu'ils puiffent être, ne prennent furément pas autant d'intérêt à leur rétabliffement que le feroient leurs parens & avec lefquels ils ne peuvent pas avoir la même liberté. On ne fauroit exprimer la trifteffe que cela leur caufe; j'ai eu occafion de voir plufieurs de ces Citoyens infortunés au moment de leur départ pour l'Hôpital; ils pleuroient, ils fe lamentoient comme s'ils euffent été menacés de quelque grand malheur, & ils paroiffoient auffi faifis que l'eft un homme qu'on mene au fupplice, & j'en ai été attendri jufqu'aux larmes: on ne peut douter que cela ne contribue à en faire mourir plufieurs. 2°. Le mauvais air que l'on refpire dans les Hôpitaux. 3°. L'infection qui s'y fait fentir, malgré les précautions que l'on prend & les peines que l'on fe donne pour y entretenir la propreté. 4°. Le bruit continuel qu'on y entend nuit & jour, & qui ne permet pas à ces malheureux de dormir tranquillement un seul instant ; ce qui seroit pourtant si nécessaire à leur rétablissement. 5°. Le chagrin que leur causent les mauvaises manieres que l'on a quelquefois pour eux ; le ton brusque dont on leur parle ; la violence dont on use à leur égard pour leur faire prendre les remédes, & les menaces qu'on leur fait s'ils ne veulent pas se soumettre à ce qu'on exige d'eux. 6°. Les *quiproquo* fréquens qui s'y font, & qui, de l'aveu même des Infirmiers, sont presqu'inévitables. 7°. La frayeur & la tristesse accablante que leur inspirent les objets affligeants qu'ils ont souvent sous les yeux. 8°. Le déplaisir que leur font les choses dégoûtantes qu'ils voyent sans cesse, & dont l'idée seule seroit capable de faire soulever le cœur aux personnes les moins délicates (*a*). 9°. La crainte qu'ils ont d'être enterrés

____

(*a*) *C'est à quoi sont sur-tout exposés les malades de l'Hôtel-Dieu de Paris où l'on est obligé de les faire coucher plusieurs, quelquefois jusqu'à six dans un même lit. On n'a qu'à se représenter un moment à la place de ces malheureux pour juger combien ils sont à plaindre. On reçoit trop de malades dans cette maison ; il faudroit à Paris au moins quatre Hôtels-Dieu, deux pour les*

ou ouverts vivans, &c. .... Pour peu qu'on réflé-
chisse sur ce que je viens de dire, on conviendra
que si les pauvres malades ont tant d'horreur pour
les Hôpitaux, ce n'est pas sans raison ; leur aversion
pour ces maisons est si grande, que quand elles
ressembleroient à des Palais & qu'ils seroient assurés
d'y avoir tous les agrémens & toutes les commo-
dités que l'on peut desirer, il n'est aucun d'eux qui
n'y allât à contre-cœur, & qui n'aimât mieux rester dans sa chaumiere couché sur une poignée de
paille. Si l'on peut soulager les pauvres malades chez
eux, pourquoi ne pas le faire ? pourquoi les mettre
dans la triste nécessité d'aller chercher ailleurs des
secours qu'ils seroient bien aises de trouver & qu'il
seroit si facile de leur procurer chez eux ? Je suis
persuadé qu'il n'en coûteroit pas davantage ; &
quand même il en coûteroit un peu plus, comme
un Etat ne sauroit faire un meilleur usage de ses ri-
chesses, que de les employer à la conservation des
hommes, s'il est vrai, comme on n'en peut douter,
que ces Citoyens infortunés seroient plus contents,
& qu'on en sauveroit par ce moyen un plus grand

---

hommes & deux pour les femmes ; les malades en se-
roient mieux, & il n'en coûteroit pas davantage ; mais
je crois qu'il seroit encore plus avantageux de les laisser
chez eux.

nombre, il me semble qu'on ne devroit pas héfiter à adopter ce projet dont l'idée m'a été fuggérée par l'affection que j'ai pour les pauvres, & par le defir que j'aurois de les voir plus heureux.... J'ai fait fur cet objet important bien des réflexions que je pourrai communiquer un jour à mes Concitoyens. En attendant, je prie inftamment les perfonnes qui ont foin des pauvres malades, de vouloir bien avoir pour eux toutes les attentions & les complaifances que leur trifte fituation exige. C'eft principalement de leur zele, de leur charité & de leur vigilance qu'ils attendent les fecours & la confolation dont ils ont befoin. La vue feule de ces malheureux doit déchirer leurs entrailles fenfibles, & il ne dépend que d'eux de leur épargner bien de maux.

VINGT - HUITIEME OBSERVATION.

M. Raudeau, célébre Médecin de Dijon, ayant appris la mort de M. Son pere, demeurant à Avalon, petite ville de Bourgogne, dans le pays qu'on appelle l'Auxois, partit fur le champ pour fe rendre en cette Ville. On fe difpofoit à lui donner la fépulture lorf-qu'il arriva, & il eut bien de la peine à obtenir qu'on furfît fes funérailles. Ne pouvant fe perfuader qu'il

fût

fût mort, il le fit remettre au lit ; & les secours
qu'il lui donna eurent tant d'efficacité, qu'il eut le
bonheur de le rappeller à la vie..... Ce fait m'a
été communiqué par M. Preponnier, au Bureau des
Gazettes étrangeres, rue de la Juffienne, à Paris,
& il le tient de Madame Marie, son épouse & Niéce
de M. Raudeau qui le lui a conté plufieurs fois....
Il eft évident que M. Raudeau auroit été enterré
vivant, fans les secours que lui donna ce favant
Médecin, & perfonne fe feroit douté le moins
du monde, qu'il auroit eu ce fort funefte. Qu'il y
a de Citoyens infortunés à qui ce malheur arrive
fans qu'on le foupçonne !

VINGT - NEUVIEME OBSERVATION.

MARIE Chalon, fille d'un Boulanger de Château-Salin, ville de Lorraine, tomba dans l'Afphyxie à l'âge de treize à quatorze ans : on ne
fe donna point la peine de l'examiner, & on la
crut morte. On fit en conféquence des préparatifs
pour fes funérailles. Lorfque tout fut prêt, on la
porta à l'Eglife & enfuite dans le Cimetiere. On la
defcendit dans la foffe ; lorfque le Prêtre eût jetté
une pelletée de terre fur le cercueil, comme c'eft

l'usage, elle donna des signes sensibles de vie. On la retira promptement de la fosse; on la reporta chez son pere, & moyennant les secours qu'on lui donna, elle guérit. Elle s'est mariée depuis cet accident & elle a vécu plusieurs années après.... Il faut remarquer que dans ce pays-là les cercueils n'ont pas de couvercle.... Cette Observation m'a été communiquée par M. Rebin, natif de Château-Salin, demeurant actuellement à Paris, chez Madame George, dans la rue de St. Julien-le-Pauvre, près de la rue de la Bucherie. Cet événement a environ vingt-cinq ans de date.

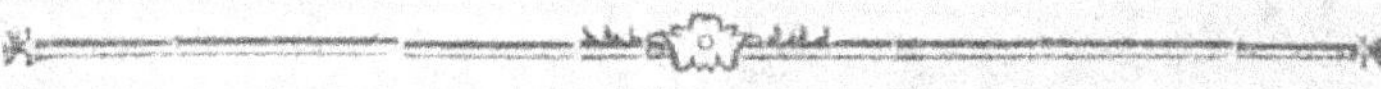

TRENTIEME OBSERVATION.

UN riche Particulier qui étoit venu à Paris pour des affaires, & qui étoint logé dans la rue de la Parcheminerie, tomba tout d'un coup dans un assoupissement léthargique si violent, qu'il ne donnoit aucun signe de vie; on le crut mort & on l'enterra. Pour surcroît de malheur, son Domestique étoit pour lors absent; il l'avoit envoyé hors de Paris pour toucher de l'argent, & il n'arriva que deux jours après son enterrement. On conçoit aisément quelles furent la surprise & l'affliction de cet homme, lorsqu'on lui annonça la mort de son maître. Comme il savoit qu'il étoit sujet à cette maladie , & qu'il l'avoit vu plusieurs fois tomber sans connoissance & rester des jours entiers dans cet état , il ne put se persuader qu'il fût mort. Il communiqua ses inquiétudes à M. Pinel , Curé de la Paroisse de St. Severin , dans le Cimetiere de laquelle il avoit été enterré , & il lui demanda la permission de le faire exhumer. M. Pinel lui dit qu'il ne pouvoit pas la lui accorder , & qu'il falloit qu'il s'adressât à M. le Lieutenant-Général de Police. Ce bon Serviteur passa presque un jour entier à aller & venir ; & malgré les mouvements qu'il se donna , il ne put avoir cette permission que le soir. Si-tôt qu'il l'eut obtenue , il fit exhumer son maître ; cet homme infortuné, quoi-qu'enterré depuis près de trois jours , n'étoit pas encore mort, mais il expira peu de temps après qu'il fut exposé à l'air , & il rendit avant que de mourir une grande quantité de sang par la bouche. Peut-être qu'on lui auroit sauvé la vie, si on l'eût tiré de la terre dès le matin, comme son Domes-tique le vouloit. Si on n'eût pas eu ce bonheur , on lui auroit du moins épargné douze à quinze heures de tourments affreux, & dont l'idée seule fait frémir. M. Pinel auroit du faire ouvrir la fosse sur le champ ; aucun motif, aucune crainte ne doivent arrêter quand il s'agit de sauver la vie à un homme ; &

dans de pareilles circonstances , le moindre retardement peut avoir les suites les plus funestes. M. Renard , Commissaire du Quartier , & M. Paillard, son Clerc, furent présents quand on ouvrit la fosse , & ils en dresserent un Procès-Verbal. Il y a environ trente-cinq ans que cela est arrivé. ... Cette Observation m'a été communiquée par Madame George , demeurant à Paris , dans la rue de St. Julien-le-Pauvre , près de la rue de la Bucherie.... Cette Observation prouve que ce n'est pas sans raison que j'ai dit plus haut , qu'une personne enterrée vivante peut rester vingt - quatre heures & davantage dans cet état horrible sans mourir.

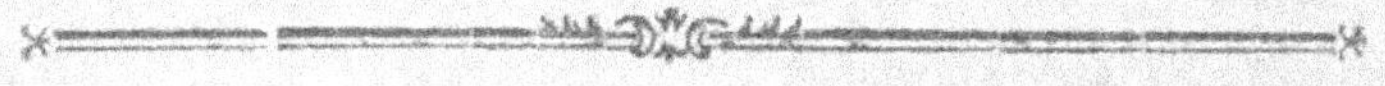

TRENTE - UNIEME OBSERVATION.

LA femme d'un Procureur au Parlement de Paris , demeurant dans la rue de Biebvre , ayant été réputée morte , fut enterrée dans le Cimetiere de St. Etienne-du-Mont , sa Paroisse. Les Fossoyeurs qui savoient qu'on lui avoit laissé ses bagues la déterrerent la nuit suivante pour les dérober. N'ayant pu venir à bout de les ôter , ils prirent le parti de lui couper les doigts. La douleur vive que cette Opération lui causa la fit revenir ; elle jetta des cris &

elle se plaignit qu'on lui faisoit du mal. Les Fof-
soyeurs épouvantés prirent la fuite ; cette Dame se
rendit comme elle put à sa maison ; & moyennant
les secours qu'on lui donna, elle se rétablit parfaitement. Elle a eu des enfants & elle a vécu quinze
ans après cet accident. Il y a environ quarante-deux
ans que cela est arrivé. . . . . C'est encore Madame
George qui a eu la bonté de me communiquer cette
Observation.

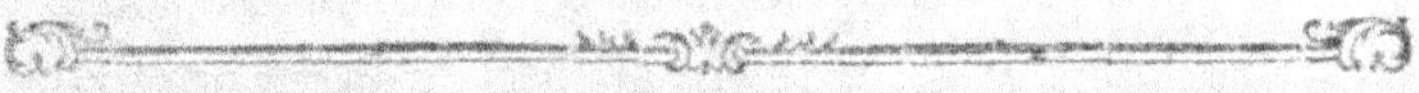

TRENTE - DEUXIEME OBSERVATION.

MONSIEUR Picard, natif de Maillezais, ma
Patrie, dans le Diocèse de la Rochelle, à deux lieues
de Fontenay-le-Comte en bas Poitou, malade depuis quelque temps, tomba tout d'un coup, à l'âge
de quarante-deux ou trois ans dans un assoupissement léthargique si profond, qu'on le crut mort.
M. Hulin, pour lors Curé de Maillezais, vouloit
absolument l'enterrer ; mais M. Besly, son Chirurgien, s'y opposa. M. Picard resta dans cet état de
mort apparente pendant trois jours entiers, au bout
desquels il commença enfin à revenir un peu à lui.
On lui donna les secours convenables à sa situation,
& il guérit. Il a vécu seize ans après cet accident ;

il y a environ foixante-feize ans que cela eft arrivé.... Cette Obfervation m'a été communiquée par
M. Gafpard-le-Bas, demeurant à Maillezais, Citoyen
recommandable par fa candeur, par fa droiture &
par toutes les qualités qui rendent une perfonne
digne de l'eftime & de l'amitié de fes Compatriotes.

Il eft hors de doute, que fans M. Besly, M. Picard
auroit été enterré vivant ; qu'on en met tous les
jours dans la terre, je ne faurois trop le répéter,
qui n'ont que les apparences de la mort ! Je fouhai-
rois que tout le monde fût auffi fortement perfuadé
que je le fuis de cette trifte & affreufe vérité. Le
chagrin que cette penfée affligeante me caufe, répand
l'amertume la plus vive fur tous les jours de ma vie.

TRENTE - TROISIEME OBSERVATION.

UN Capitaine de Vaiffeau, natif des environs de
Cognanc, étant allé à Bordeaux, il y a trois ou quatre
ans, y tomba malade, & peu de jours après on le
crut mort. On l'enfevelit & l'on fit les préparatifs
pour fes funérailles. Lorfque tout fut prêt on le porta
à l'Eglife de Saint-Pierre ; il revint à lui pendant
qu'on chantoit fon Service, & il fit quelques mouvements dans le cercueil, qui heureufement furent

entendus de quelques-uns des affistants. On ouvrit le coffre fur le champ, on le trouva réellement vivant & on le reporta à fon auberge. On mit tout en ufage pour le réchapper, mais inutillement. Il mourut véritablement deux jours après.... Je tiens ce fait de M. Cadet, Marchand Tanneur, demeurant à Parthenay, & il me l'a conté le treize Juin de la préfente année 1775, en préfence de M fon pere & de M. Prunel, Maître en Chirurgie, demeurant auffi à Parthenay. Il nous a affuré qu'il a vu porter ce Capitaine à l'Eglife, & que peu de temps après il l'a vu ramener à fon auberge. Il a ajouté que cela avoit fait beaucoup de bruit à Bordeaux & qu'on en avoit beaucoup parlé. Je n'en fuis point furpris ; mais ce qui m'étonne, c'eft que de pareils accidents ne faffent qu'une impreffion paffagere, & que l'on ne fonge point à réformer les abus qui y donnent lieu.

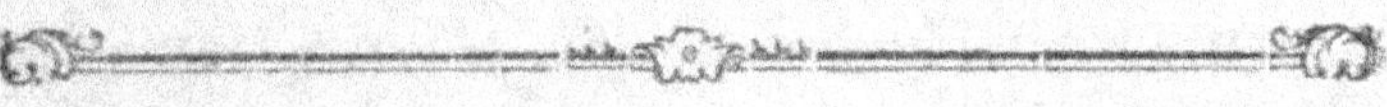

TRENTE - QUATRIEME OBSERVATION.

LE Sieur Gelas, Curé de Langrate, dans le Diocèfe d'Agen, âgé de cent un ans, s'étant endormi le 31 Avril 1773, d'un fommeil qui avoit toutes les apparences de la mort ; après avoir effayé inutilement de le rappeller à la vie, on fit des difpofitions

pour l'enterrer ; mais lorsqu'on alloit le porter à
l'Eglise, il se réveilla & il demanda à manger. Il
jouit depuis ce temps d'une bonne santé, & il fait
ses exercices ordinaires.... J'ai lu cette Observation
dans le Journal politique, année 1773.

Les personnes avancées en âge son fort exposées
au danger d'être enterrées vivantes ; elles sont sujettes pour la plûpart à un assoupissement profond
& à des Syncopes qui ont quelquefois toutes les apparences de la mort (*a*). On ne peut douter qu'on
n'en ait enterré qui étoient en vie, & ce malheur
affreux arrive plus souvent qu'on ne pense. On ne
s'intéresse pas pour l'ordinaire à leur conservation
autant qu'on devroit le faire ; & quand ils sont
morts, on prend encore moins de précautions pour
eux que pour les autres. Comme on sait qu'il faut
enfin mourir, & que bien de gens ont l'inhumanité de
regarder les personnes avancées en âge comme des
Citoyens inutiles, & d'attendre même leur décès
avec impatience ; pour peu qu'un viellard paroisse

____

(*a*) *Elles sont sujettes outre cela comme les autres personnes à toutes les maladies qui se déguisent le plus ordinairement sous les apparences de la mort, & ils sont
également exposés à l'action de toutes les causes qui
peuvent produire l'Asphyxie.*

mort, on eſt toujours porté à croire qu'il l'eſt réellement ; & bien loin de mettre en uſage les moyens
qui pourroient le faire revenir, on regarderoit de
mauvais œil ceux qui eſſayeroient de le rappeller à
la vie ; il faut finir, dit-on, il a fait ſon temps. . . .
Si on eût examiné le Curé de Langrate avec plus
d'attention, on auroit ſûrement vu qu'il n'étoit pas
mort. On ne doit donc attribuer le riſque qu'il courut d'être enterré vivant, qu'à l'indifférence que l'on
a en général pour la conſervation des vieillards, & à
la négligence des moyens que la prudence & l'humanité exigent que l'on mette en uſage pour s'aſſurer de la réalité de leur mort.... Je ne ſaurois dire
combien je ſouffre de voir que l'on n'a pas pour
les perſonnes âgées, la tendreſſe , les égards, les attentions & les complaiſances que l'on devroit
avoir , & que l'on eſt pour l'ordinaire peu affligé de
leur mort.

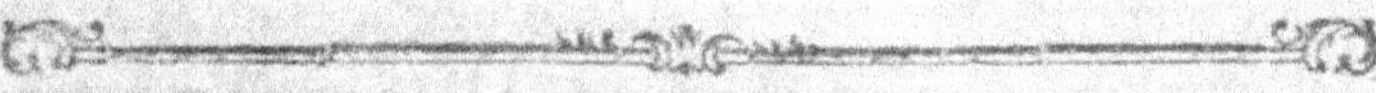

TRENTE - CINQUIEME OBSERVATION.

ON plaide au Conſeil Supérieur de Clermont-
Ferrand une Cauſe fort ſinguliere. Un Particulier
qui voyageoit dans ce pays-là a été trouvé le lendemain de ſon arrivée dans une Auberge , ſans con-

noiſſance & avec tous les ſymptômes de la mort. Le
Curé du lieu fit inventorier ſon porte-manteau qui
contenoit cent louis en or & s'en chargea. Imagi-
nant qu'il devoit employer cette ſomme à un magni-
fique enterrement, il invita tous les Prêtres du voi-
ſinage, acheta une immenſe quantité de cierges, &
fit préparer un feſtin pour régaler les Eccléſiaſtiques
invités à cette cérémonie funébre; lorque tout-à-
coup le Mort s'aviſa de reſſuſciter, & ayant repris
ſes ſens il demanda ſon porte-manteau, afin de continuer ſa route. A cette nouvelle le Curé accourt lui
raconter tout l'honneur qu'il vouloit lui faire, & lui
donne à entendre qu'il doit ſupporter la dépenſe de
tant de préparatifs; mais le Voyageur ne s'étant
point contenté de pareilles raiſons, & le Curé ne
voulant rien perdre, l'affaire a été déférée à la Juſtice.... J'ai lu cette Obſervation dans le Journal Politique, année 1773, pag. 60.... Voilà encore un
exemple frappant de l'extrême négligence avec laquelle on traite les perſonnes que l'on croit mortes;
les Voyageurs feront bien d'en profiter. Il n'eſt aucun d'eux qui puiſſe ſe promettre qu'il ne tombera pas dans le même état que ce Particulier, qui
ſûrement auroit été enterré vivant ſans les préparatifs que l'on fit pour ſes funérailles.

TRENTE - SIXIEME OBSERVATION.

ANTOINE Braud, fils de Jean Braud, Voiturier, & de Louise Morin, demeurant à St. Lors en
Poitou, dans le Diocèse de la Rochelle, étant tombé
dans l'Asphyxie, fut enterré le douze Février mil
sept cent soixante-quatorze dans le Cimetiere de
cette Paroisse. Pierre Pointre, Laboureur, demeurant au village de la Bruyere sur la Paroisse de St.
Lors, passant à une heure après midi par le Cimetiere & près de la fosse de cet enfant pour aller à
l'Eglise, l'entendit crier. Il en donna avis à sa sœur,
épouse de M. Berton, qui venoit après lui. Cette
femme s'approcha de la fosse ; elle resta là pendant
plus d'un quart d'heure, & elle entendit très-dif-
ticlement & à différentes fois les cris de ce malheureux enfant ; cela lui causa un si grand saisissement,
& lui fit tant de peine, qu'elle pensa se trouver
mal. Ne pouvant pas y tenir plus long temps, elle
se retira & entra dans l'Eglise. Les Godelin, pere
& fils, demeurant au village de la Bruyere, arri-
verent un moment après : on les informa de ce qui
se passoit, & ils ne furent pas long-temps à se convaincre de la vérité de ce qu'on venoit de leur dire.
Godelin, le fils, pour mieux s'assurer de la réalité
du fait, descendit dans une fosse qu'on avoit ou-

verte à côté, & à quatre travers de doigt de diſtance
tout au plus de celle de cet enfant, pour la fille de
Jacques Bonneau Chaulier, demeurant à la Rampiere, & il ouit très-diſtinctement les cris de ce
peuvre enfant. Pluſieurs perſonnes les entendirent
comme lui; M. Pineau, Curé de cette Paroiſſe,
avoit compagnie ce jour-là; on ne lui en parla point
de peur de le déranger; on ſe contenta de le dire au
Sacriſtain, & on en reſta là. Ce malheureux enfant fut
abandonné à ſon triſte ſort, & on eut la cruauté
de le laiſſer périr dans les horreurs du tombeau.....
Pierre Pointre, l'épouſe du ſieur Berton & les deux
Godelin m'ont conté ce fait en préſence d'Alexis Du-
mas, Laboureur, demeurant à Beceleuf, & de Louis
Charretier Chaulier, demeurant à la Rampiere ſur
la Paroiſſe de St. Lors, & ils me l'ont aſſuré tous
quatre d'une maniere ſi perſuaſive, que l'on ne peut
en avoir le moindre doute. Mais ils ne ſont pas les
ſeuls qui en ayent connoiſſance; il y a pluſieurs autres perſonnes qui le ſavent & qui ſont prêtes de l'at-
teſter comme eux. M. le Curé de St. Lors m'a té-
moigné qu'il étoit fort affligé de n'avoir pas été informé de cela dans le temps, & le pere & la mere de
ce malheureux enfant ne peuvent s'en conſoler.

Il eſt étonnant que parmi tant de perſonnes qui
ſavoient que ce pauvre enfant étoit vivant, il ne
s'en ſoit trouvé aucune à qui il ſoit venu dans l'eſprit

de le déterrer. Ce fut la crainte sans doute qu'on ne leur fît des affaires, qui les empêcha de remplir ce devoir d'humanité ; il en est des personnes enterrées vivantes comme des Noyés ; on n'ose pas y toucher parce qu'on appréhende les poursuites de la Justice ; mais il n'y a point de crainte plus mal fondée que celle-là. Les Magistrats n'ont jamais prétendu empêcher qu'on fît tous ses efforts pour sauver la vie aux personnes qu'on auroit enterré en vie, non plus qu'à ceux qui se sont noyés. Bien loin de cela, on donne aujourd'hui des récompenses proportionnées au zele avec lequel on s'est empressé de secourir ces derniers & au succès qu'ont eu les secours qu'on leur a donnés ; pourquoi craindroit-on donc d'être blâmé, si l'on se mettoit en devoir d'ouvrir une fosse où l'on sauroit qu'on auroit mis une personne vivante ? L'attention du Gouvernement à tout ce qui peut contribuer à la conservation des hommes, doit dissiper les craintes de ceux qui n'oseroient pas exhumer une personne enterrée en vie, sans en avoir demandé & obtenu la permission des Magistrats qui ont le soin de la Police. Comme le moindre délai peut coûter la vie à un homme qui a le malheur de se trouver dans cet état, il y auroit de l'imprudence & de l'inhumanité à ne pas faire toute la diligence possible pour l'en tirer. La situation d'une

perſonne renfermée vivante dans un cercueil &
recouverte de ſix pieds de terre eſt ſi cruelle, que
l'on ne ſauroit trop ſe preſſer de lui procurer le ſou-
lagement dont elle a beſoin, & qu'elle demande par
ſes cris & ſes gémiſſements lamentables. Pour conce-
voir combien cet état eſt horrible, on n'a qu'à ſe
repréſenter un moment à ſa place. On a laiſſé périr
pluſieurs de ces malheureux qu'on auroit pu ſauver,
ſi on n'eût pas tant différé à les tirer de la terre ; je
le ſais à n'en pouvoir douter : on a lu dans ce Mémoire quelques Obſervations qui le prouvent.

Les faits que je viens de rapporter ſuffiſent pour
faire voir le danger des *Inhumations précipitées*, &
il ſeroit innutile, je crois, d'en citer un plus grand
nombre. Il réſulte de ces faits, 1°. Que bien de perſonnes que l'on croit mortes ne le ſont pas. 2°.
Que l'on ne prend pas toutes les précautions que la
prudence & la charité exigent que l'on prenne pour
conſtater la mort des perſonnes décédées. 3°. Que
l'Aſphyxie peut durer très-long-temps. 4°. Que le
délai que les Ordonnances, tant Civiles qu'Eccléſiaſtiques preſcrivent pour les Inhumations des morts
& pour l'ouverture des cadavres, eſt inſuffiſant pour
mettre les Citoyens à l'abri du danger d'être enterrés
& ouverts vivants. 5°. Que ceux qui ont le malheur
d'être enterrés en vie peuvent reſter pluſieurs jours

dans cet état horrible ſans mourir. 6°. Que les Gardes-malades & ceux qui enſeveliſſent les perſonnes décédées, ne connoiſſant pas les véritables ſignes de la mort, peuvent ſe laiſſer tromper par de fauſſes apparences, & que ce ſeroit expoſer les Citoyens aux plus grands dangers, que de continuer à s'en rapporter, comme on a fait juſqu'à-préſent, à leur jugement & à leur déciſion. 7°. Que le moyen le plus certain & même le ſeul que l'on puiſſe mettre en uſage pour prévenir le malheur d'enterrer quelqu'un vivant, eſt de commettre des Médecins & des Chirurgiens à l'examen de ceux qui ſont réputés morts, & de défendre d'enterrer avant qu'ils aient aſſuré que la mort eſt certaine. 8°. Que l'on doit prendre pour les enfans autant de précautions que pour les grandes perſonnes, & qu'il ne doit y avoir qu'un ſeul & même Réglement pour les uns & les autres.

M. Winſlou, Docteur-Régent de la Faculté de Médecine de Paris, de l'Académie Royale des Sciences, & un des plus célébres Anatomiſtes de ce Siécle, &c, mort en 1760, à l'âge de 91 ans, fit ſoutenir en 1740, dans les Ecoles de Médecine de Paris une Théſe Latine (*a*) dans laquelle il rapporte pluſieurs

____

(*a*) Le titre de cette Théſe eſt, *An mortis incertæ*

Observations de personnes enterrées & ouvertes vivantes, & où il indique les précautions qu'il faut
prendre & les épreuves qu'il faut mettre en usage
pour s'assurer si les personnes qui paroissent mortes
le sont réellement. Ce qu'il dit à la fin du premier
paragraphe de cette Thése mérite d'être rapporté ici.
Voici ses propre paroles traduites en notre langue...
*Les faits que nous venons de rapporter, suffisent pour
convaincre de ce que dit le célébre Lancisi.* « Qui
» ignore qu'en temps de peste tout se fait en dé-
» sordre, & que l'on ne donne pas toute l'atten-
» tion qu'il faudroit pour distinguer ceux qui sont
» réellement morts de ceux qui ne le sont qu'en
» apparence » ? *Ne nous est-il pas permis de penser,
pouvons-nous même en douter, qu'il en arrive autant
dans le temps où il regne quelque maladie épidémique,
quand nous voyons dans les Hôpitaux, dans les Faux-
bourgs & ailleurs les Enterremens si fréquents, & qui
semblent demander vengeance dans les Cimetieres
mêmes, de la mort violente qu'ils causent, & après*

---

*signa minus incerta à Chirurgicis, quam ab aliis
experimentis ?* C'est-à-dire, *les épreuves Chirurgiques
donnent-elles des preuves plus certaines d'une mort dou-
teuse que les autres épreuves ?*... Cette Thése mérite
d'être lue.

les

les batailles où des personnes demi-vivantes , & même pleines de vie , font mifes dans la foffe avec ceux qui font réellement morts (a).

(*a*) Allegata hæc ce impræfentiarum fufficiant, ut quod celeberrimus Lancifius inquit, quis ignorat peftis tempore omnem rem non nifi tumu'tuarie peragi ; ac perindè levè duntaxat ftudium ad fecernendos veros à pfeudo mortuis adhiberi ; idem nobis non modò liceat , verùm etiam nos oporteat de quovis epidemiorum tempore , de præfeftinatorum in xenodochiis, in fuburbiis, alibique funerationum frequentiâ, vindictam mortis violentæ in ipfis Cæmeteriis clamante , ac de horrendis femi-vivorum, imò forte viventium , poft bellicofos conflictus humationibus præpoperatis fufpicari.

Lancifi , dont M. Winslou parle ici , étoit un célébre Médecin de Rome , qui mérita l'eftime & la confiance du Pape Innocent XI , qui le choifit pour fon Médecin & le nomma en même temps fon Camerier fecret ; il jouit de la même faveur fous le Pontificat de Clément XI, qui le conferva dans la place de premier Médecin & dans celle de Camerier fecret. Ce fçavant Médecin mourut à Rome le 21 Janvier 1720 , à l'âge de 65 ans. Nous avons de lui un

On voit un exemple frappant de l'inhumanité dont le célébre Winslou fe plaint ici, dans les procédés d'un Capitaine Suiffe. Cet homme barbare faifant enterrer pêle-mêle fur le champ de bataille les morts & les mourans, on lui repréfenta que quelques-uns des enterrés refpiroient encore & ne demandoient qu'à vivre. Bon, dit-il, *fi on vouloit les écouter, il n'y en auroit pas un de mort.* . . . . On aura fans doute de la peine à croire qu'il y ait des gens capables d'une pareille cruauté ; mais fi des traits auffi inhumains révoltent dans un Militaire qui ne refpire que le fang & le carnage, combien ne doit-on pas être indigné de la conduite de ceux qui dans les Hôpitaux ont la coutume barbare de tirer les pauvres malades de leur lit, & de les porter dans la falle des morts, avant qu'ils aient rendu le dernier foupir!

M. Bruhier, célébre Médecin, dont j'ai déjà parlé, rempli de zéle pour le bien public, & defirant garantir fes Concitoyens du malheur d'être enterrés vivants, commenta la Théfe de M. Winslou & la

---

grand nombre d'Ouvrages eftimés, dont les principaux ont été recueillis & imprimés à Genéve en 1718, en 2 vol in-4°.

préfenta en 1742 , fous une forme nouvelle & plus
étendue , dans un Ouvrage qui a pour titre : *Dif-*
fertation fur l'Incertitude des Signes de la Mort & l'A-
bus des Enterremens & Embaumemens précipités. Quelques temps après , il fit imprimer un Mémoire fur la
néceffité d'unRéglement général au fujet desEnterre-
mens & Embaumemens, & il eut l'honneur d'en préfenter un exemplaire à Sa Majefté Louis xv. dont les
François chériront toujours la mémoire. Ce bon
Roi applaudit avec la bonté qui lui étoit naturelle
au zéle de M. Bruhier ; mais malheureufement les
chofes en font reftées là , & l'on a perdu tout-à-fait
depuis cet important objet de vue. Il eft fâcheux
que les fages repréfentations de ce Médecin n'ayent
pas eu l'effet qu'on avoit lieu d'en attendre. Si on
y eût fait l'attention qu'elles méritoient , nous n'aurions pas à gémir aujourd'hui fur le fort déplorable
d'un grand nombre de perfonnes infortunées , mortes en défefpérées dans les horreurs du tombeau.

C'eft avec beaucoup de raifon que MM. Winslou
& Bruhier fe font recriés contre l'ufage où l'on eft
d'enterrer & d'ouvrir les perfonnes réputées mortes
fans avoir pris auparavant les précautions néceffaires
pour s'affurer fi elles le font réellement. Ces fçavants
Médecins prouvent par les raifonnements les plus
folides & une multitude de faits qu'on ne peut ré-

voquer en doute, que les Enterremens précipités ont eu & peuvent avoir tous les jours les suites les plus funestes. Les histoires qu'ils rapportent d'un grand nombre de personnes enterrées & ouvertes vivantes & de plusieurs autres, qui après avoir été long-temps dans un état de mort apparente, sont revenues à elles, soit naturellement, soit par les secours qu'on leur a donné, sont si généralement reconnus, & il est arrivé depuis la publication de leurs Ouvrages tant d'accidents de cette nature, qu'il est surprenant que l'on n'ait pas encore ouvert les yeux sur un abus dont les suites sont si funestes, & que l'on n'ait pas encore songé sérieusement à prendre les mesures que la prudence, la religion & l'humanité exigent que l'on prenne pour mettre les Citoyens à couvert d'un malheur dont l'imagination ne peut soutenir l'idée. M. Bruhier, surpris comme nous, de la négligence du Public à cet égard, s'en plaint vivement dans son Mémoire présenté au Roi, qu'il commence ainsi....

« Que l'exemple d'une personne arrachée du tom-
» beau où elle auroit été mise trop précipitamment,
» ne fasse qu'une impression légere sur des esprits pré-
» venus, qu'après vingt-quatre heures une mort ap-
» parente doit être censée réelle, je n'y vois rien qui
» ait droit de surprendre ceux qui connoissent la
» maniere de penser des hommes ; mais qu'un Ou-

» vrage où l'on raſſemble une quantité de faits de
» cette nature , puiſés dans l'hiſtoire de tous les pays
» & de tous les âges , où l'on prouve par pluſieurs
» faits inconteſtables , qu'on peut être ſept jours &
» même plus ſans donner le moindre ſigne de vie ,
» ne faſſe pas la plus forte impreſſion ſur tous les
» hommes , c'eſt là ce qui m'étonne. Rien n'eſt pour-
» tant plus certain , puiſque pluſieurs perſonnes que
» je ſais avoir lu mon Ouvrage , ont laiſſé enſe-
» velir & enterrer leurs amis & leurs proches , ſui-
» vant l'uſage communément reçu ».

Il eſt fâcheux que les Ouvrages de MM. Winslou
& Bruhier n'aient pas produit l'effet qu'on avoit lieu
d'en attendre. Ces célébres Médecins , en ouvrant
les yeux à leurs Concitoyens ſur les dangers affreux
auxquels les expoſe journellement l'uſage où l'on
eſt preſque par-tout d'enſevelir & d'enterrer les
perſonnes décédées ſans s'être aſſuré auparavant de
la réalité de leur mort , & en leur indiquant les
moyens les plus ſûrs que la prudence humaine puiſſe
ſuggérer pour prévenir le malheur d'enterrer quelqu'un vivant , leur ont fait le plus grand bien qu'il
ſoit poſſible de leur faire , & la Patrie auroit dû ,
par reconnoiſſance , ériger à leur mémoire un
monument qui en les faiſant connoître à la poſ-
térité pour des Bienfaiceurs des hommes , lui

auroit tranfmis en même temps leurs confeils, qu'il
feroit important qu'on ne perdît jamais de vue. On
ne peut affez déplorer les malheurs occafionnés par
le peu d'attention qu'on y a fait jufqu'à-préfent.
Combien de perfonnes enterrées & ouvertes vivantes depuis la publication de leur Ouvrage, qui certai-
nement n'auroient pas eu un fort fi cruel, fi on eût
pris à leur égard les précautions qu'ils indiquent ?
Combien d'autres qu'on a fait mourir pour s'être trop
preffé de les mettre fur la paille & de les renfermer
dans un cercueil, & qui fe feroient rétablis, fi on les
eût laiffés dans leur lit & que l'on eût continué à
leur donner des foins? Ces malheurs affreux font connus ; on en fait la caufe ; on n'ignore pas les moyens
de les prévenir ; on en paroît même vivement touché, & cependant on ne fe corrige point, & l'on
fuit toujours avec obftination l'ufage ordinaire d'enfevelir & d'enterrer, fans s'être affuré, par l'examen
le plus attentif, fi les perfonnes qui paroiffent mortes
le font réellement. MM. Winslou & Bruhier ne pouvoient affurément faire un meilleur ufage de leur
temps & de leurs talents, que de les employer à en
faire connoître tous les inconvénients. Tous ceux
qui s'intéreffent au bonheur & à la confervation des
hommes font vivement affligés de ce qu'on n'a pas
fuivi leurs confeils ; quoique ces bons Citoyens aient

fait tout ce qu'ils ont pu pour faire sentir la nécessité qu'il y a de remédier aux abus qui se commettent en fait d'Enterremens, ils sont morts sans avoir eu la satisfaction de voir cesser un usage meurtrier, que la sensibilité de leur cœur leur avoit fait entreprendre de réformer.

La crainte de n'être pas mieux écouté que les sçavants Médecins dont je viens de parler, ne me rebute point ; je souffre trop de voir mes Concitoyens exposés, par leur faute, au plus affreux de tous les malheurs, pour que je ne fasse pas tout ce qui dépendra de moi pour les déterminer à prendre sans délai toutes les mesures possibles pour s'en garantir ; & peut-on, pour peu que l'on soit sensible & compatissant, s'empêcher de s'affliger & de se plaindre quand on voit des abus de cette nature ? Il est des vérités qu'on ne doit pas se lasser de répéter aux hommes ; peut-être qu'à force de crier contre l'usage homicide d'enterrer des corps dont on n'a pas eu la précaution de constater la mort, on réussira enfin à rendre le public plus circonspect & à fixer l'attention du Gouvernement sur cet important objet *(a)*.

(a) *C'est ce que M. Lieutaud, Conseiller d'Etat & premier Médecin de Sa Majesté m'a fait l'honneur de me*

Il n'est pas possible que les hommes puissent s'aveugler plus long-temps sur des choses qui les inté-

---

dire il y peu de jours à Versailles: J'ai crié, comme vous, pendant long-temps, m'a dit ce célébre Médecin, contre les abus effrayants auxquels vous souhaitez que l'on remédie; mais on ne m'a point écouté; peut-être serez vous plus heureux : il ne faut point se rebuter ; il faut crier sans relâche , jusqu'à ce qu'on les ait fait cesser. L'objet de votre Mémoire est très-intéressant pour l'humanité; j'entre avec plaisir dans vos vues , & je souhaite de tout mon cœur que vous ayez tout le succès que vous pouvez desirer. Si je peux contribuer pour quelque chose à la réussite de votre projet , vous pouvez compter , Monsieur , sur mon zéle & ma bonne volonté. M. Lieutaud a eu la bonté de me réitérer les dispositions dans lesquelles il est à cet égard, dans une lettre qu'il m'a fait l'honneur de m'écrire de Fontainebleau le 14 de ce mois (Octobre 1775)... Si cet illustre Médecin veut bien seconder mes vues & employer tout le crédit que lui donnent la place éminente qu'il occupe & ses profondes connoissances qui le font regarder, & avec raison, comme un des plus grands Médecins qui aiyent jamais paru dans le monde , on a tout lieu d'espérer que le Gouvernement voudra bien prendre les mesures les plus convenables pour remédier aux

reſſent auſſi fort que leur vie , & que leurs préjugés & leur indolence puiſſe tenir davantage contre la crainte de mourir de la maniere la plus cruelle ? Il n'eſt pas poſſible que le Gouvernement , qui ne ſe propoſe d'autre objet que le bonheur , la tranquillité & la conſervation des peuples , voye avec indifférence les accidents horribles que les *Inhumations précipitées* occaſionnent de temps en temps , & qu'il ne ſe détermine enfin à faire ceſſer un abus

---

abus dont je fais l'expoſé dans ce Mémoire. Si cela arrive , la Nation Françoiſe ne pourra jamais aſſez reconnoître l'obligation qu'elle aura à M. Lieutaud, & je me regarderai comme le plus heureux des hommes d'avoir contribué , par mes repréſentations , à faire ceſſer un uſage qui a été & qui eſt tous les jours funeſte à un grand nombre de Citoyens.

M. Chanleau , auſſi diſtingué par la droiture & la ſenſibilité de ſon cœur & par ſon amour pour le bien public , qu'il eſt heureux d'occuper une place qui lui procure tous les jours l'honneur d'approcher de près la Perſonne ſacrée de Sa Majeſté , a eu auſſi la bonté de me faire l'accueil le plus honnête & le plus gracieux , & il m'a marqué le deſir le plus vif de voir réuſſir mon projet ; je compte beaucoup ſur ſon zéle.

qui a précipité des milliers de Citoyens dans un
abyme de défespoir & d'horreur , & contre lequel
l'humanité affligée réclame depuis fi long-temps.
Le fort des chofes utiles eft , comme on fait , d'ef-
fuyer des contradictions & de n'être adoptées qu'a-
près avoir furmonté bien des obftacles ; j'en citerois,
s'il le falloit , plufieurs exemples. Il me paroît donc
qu'on s'eft rebuté trop tôt , & que l'on n'a pas in-
fifté auffi fouvent & auffi long-temps qu'on auroit
dû le faire , fur la néceffité de réformer les abus
qui fe commettent en fait d'Enterrements & d'Ou-
vertures de Cadavres. Le tableau effrayant des malheurs qui en ont été la fuite , expofé de temps en
temps aux yeux des Citoyens , leur auroit infpiré à
la fin une frayeur falutaire. Il n'eft point d'homme
fenfé & prudent qui puiffe l'envifager , ce tableau ,
fans frémir & fans faire réflexion , que fi on laiffoit
fubfifter ces abus , il pourroit en être lui-même un
jour la trifte victime ; & peut - on craindre de
tomber dans l'état fâcheux qui expofe à un fi
grand danger , fans être faifi de terreur & fans
éprouver une inquiétude capable de déterminer
enfin l'homme , même le plus indolent & le plus
infenfible , à mettre en ufage tous les moyens que
la prudence peut lui fuggérer pour fe préferver
d'une fin fi tragique ? Il étoit très-facile d'en garantir

les Citoyens, en prenant les fages précautions que M. Bruhier indique dans fon projet de Réglement. Je fuis perfuadé que les vœux réunis de la Nation qui doit s'intéreffer fortement à fon exécution, détermineront enfin le Gouvernement à l'adopter. Nous devons l'efpérer avec d'autant plus de confiance, que tout ce qui peut contribuer au bonheur & à la confervation des hommes, ne peut être qu'agréable à Sa Majefté ; que ne devons-nous pas attendre d'un Roi, qui ayant pour fes Sujets des entrailles de pere, met toute fa félicité à les rendre heureux, & qui ne conoît point de fatisfaction plus douce & plus digne d'un Monarque, que celle de pouvoir leur faire du bien ?

Je ne fuis pas le feul qui voye avec chagrin le peu de précaution que l'on prend prefque par-tout pour conftater la mort des perfonnes décédées, & la précipitation avec laquelle on fait les Enterrements. Tous les Citoyens, amis de l'humanité, s'en affligent comme moi, & defirent de tout leur cœur que l'on faffe ceffer au plutôt un abus fi dangereux. Je crois devoir inférer dans ce Mémoire quelques unes des Lettres que j'ai reçues à ce fujet.

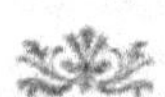

LETTRE

DE M. L'ABBÉ DESMARAIS (*a*),

Vicaire général du Diocèse de Poitiers.

Du 14 Mai 1773.

MONSEIGNEUR l'*Evêque de Poitiers étant
parti Lundi dernier pour continuer le cours des visites
de son Diocèse, j'ai ouvert en son absence, Monsieur,
les différentes Lettres qui lui ont été adressées, & j'ai
distingué avec raison la vôtre en date du 5 de ce mois,*

(*a*) Tous ceux qui ont le bonheur de connoître M.
l'Abbé Desmarais savent combien il est sensible &
compatissant. Rien ne me fait tant de plaisir que de
trouver de l'humanité chez les hommes, & de les
voir s'attendrir sur le sort de leurs semblables; & il
faut avouer que rien ne nous donne plus de droits,
& des droits plus légitimes aux hommages & à l'amitié de nos Concitoyens, que cette précieuse vertu.
Heureux ceux qui ont en partage un cœur bon &
sensible; ils peuvent se flatter de posséder le plus
riche patrimoine que la nature puisse donner.

& qui en montrant votre amour pour *l'humanité*, annonce ce qu'elle vous a inspiré de faire pour la conserver. Les moyens que vous proposez à Monseigneur l'Evéque de Poitiers, pour répandre dans son Diocèse & vos lumieres & votre charité, ne peuvent que plaire à un Prélat qui aime le bien & qui est toujours porté à seconder ceux, qui comme vous, Monsieur, s'occupent de le procurer. Je ne manquerai pas de lui communiquer votre Lettre dès qu'il sera de retour ici, & il vous marquera probablement lui-méme, & son admiration pour votre zéle, & les moyens les plus convenables pour en faire sentir les effets. Pour moi, Monsieur, je ne puis qu'applaudir de tout mon cœur à la sensibilité du vôtre, sur le sort déplorable des personnes, qu'il n'est que trop commun, comme vous l'observez, d'enterrer avant la mort suffisamment constatée. L'humanité trop souvent négligée dans ces tristes circonstances, plus souvent encore oubliée, vous aura une grande obligation de l'avoir mise à l'abri des suites aussi cruelles.

J'ai l'honneur d'être, &c.

Signé *l'Abbé* DESMARAIS, *Vic. Gén.*

LETTRE

DE MONSEIGNEUR

L'ÉVÊQUE DE LUÇON (a).

Du 29 Mai 1773.

LE Rituel que j'ai fait imprimer, Monsieur, à l'u-
sage de mon Diocèse, prescrit de n'enterrer aucun
corps sans des raisons pressantes, qu'après un intervalle de vingt-quatre heures écoulées depuis la mort,
& même de deux fois vingt-quatre heures si la mort a
été subite. Les Curés sont très-exacts à observer cette
régle, mais je ne vois qu'avec peine la précipitation avec

(a) CLAUDE-ANTOINE-FRANÇOIS GAUTIER,
du Diocèse de Besançon, né en 1707, sacré Evêque
le 29 Avril 1759, illustre par ses lumieres, par son
éminente piété, par son affabilité & son inclina-
tion bienfaisante ; par son zéle pour la gloire de
Dieu, pour le salut des ames & pour la pureté de
la morale, & par son application à faire observer
la Discipline Ecclésiastique.

laquelle on met dans le cercueil le corps de ceux qui font décédés. L'objet de votre Ouvrage eft très-intéreffant pour l'humanité, & j'en recommanderai volontiers la lecture dans toutes les occafions qui pourront fe préfenter.

J'ai l'honneur d'être, &c.

Signé, † CL. ANT. FR. Evêque de Luçon.

LETTRE

DE MONSEIGNEUR

L'ÉVÉQUE DE POITIERS (a)

Du 10 Juin 1773.

L'ON *vient de me remettre, Monfieur, la Lettre que vous avez pris la peine de m'écrire le 5 du mois*

(a) CLAUDE-MARTIAL-LOUIS DE BEAUPOIL DE ST. AULAIRE, du Diocèfe de Limoges, né en 1720, facré Evêque le 13 Mai 1759, illuftre par fa fcience, par fa charité, par la douceur & la fenfibilité de fon caractére, par le zéle infatigable avec lequel il travaille au falut des ames & aux intérêts de la Religion, & par toutes les vertus qui font chérir & refpecter l'Epifcopat.

dernier, à l'occasion de la trop grande précipitation pour les Inhumations des morts. Votre attention pour prévenir les inconvénients qui en sont les suites, ne mérite que des éloges ; mais je croirois que la voie la plus simple & la plus commode pour faire parvenir au Public les instructions que vous lui destinez seroit de vous adresser à l'Auteur des Affiches du Poitou, en le priant d'y insérer la notice de votre Ouvrage. Je suis persuadé que M. Desloges qui fait sa résidence dans cette Ville se fera un devoir & un plaisir de faire connoître un Ouvrage aussi utile.

J'ai l'honneur d'être, &c.

Signé, † *M. L. Evêque de Poitiers.*

Tout le monde peut être la victime des abus dont je fais l'exposé dans ce Mémoire, & tant qu'on les laissera subsister, il n'est personne qui puisse se promettre qu'il ne sera pas enterré ou ouvert vivant. Ce qui est arrivé peut arriver encore (*a*) ;

(*a*) *Ces accidents sont beaucoup plus fréquents qu'on ne le pense ; pour moi je suis fortement per-*

il est donc de l'intérêt de tous les hommes, que l'on prenne toutes sortes de mesures pour constater la mort des personnes décédées avant que de les inhumer & d'en faire l'ouverture. Mais il ne faut pas espérer que les conseils & les représentations de quelques Citoyens zélés pour le bien public & la vue

---

suadé, je ne me lasse point de le répéter, qu'il ne se passe point de jour que l'on ne mette dans le tombeau des personnes vivantes. Les exemples que je rapporte dans ce Mémoire ne sont pas les seuls dont j'aie connoissance; j'en citerai un bien plus grand nombre dans l'Ouvrage que j'ai annoncé. Ces malheurs redoutables peuvent arriver & arrivent souvent sans qu'on le sache; il faut, comme je l'ai dit, des circonstances singulieres pour que l'on puisse s'en appercevoir, & celles qui peuvent procurer cette connoissance sont assez rares. . . . . . . M. l'Allemant, Docteur de la Faculté de Médecine de Paris, & Médecin de Madame la Princesse de Craon, fut enterré vivant en Lorraine, il y a quelques années. Ce fait que tous les Médecins de la Faculté de Paris tiennent pour certain, m'a été communiqué par M. Gauthier, dont j'ai parlé page 28. Les bontés que ce sçavant Médecin m'a témoignées pendant le temps que j'ai

H

des malheurs affreux qui arrivent de tems en tems rendent jamais les hommes plus circonfpects & plus attentifs qu'ils ne le font en fait d'enterrements; ce n'eft que quand ils y feront contraints par la force des Loix, qu'ils fe conduiront à l'égard des morts avec plus de prudence & d'humanité qu'ils n'ont coutume de le faire, & il n'y a qu'un Réglement émané de l'Autorité Souveraine, qui puiffe mettre infailliblement les Citoyens à l'abri de tout danger.

---

refté à Paris, & dont je lui réitére ici avec plaifir mes fincéres remerciments, les offres obligeantes qu'il m'a faites, & fon zéle pour le bien public me font efpérer qu'il voudra bien employer tout fon crédit pour faire réuffir mon projet, & engager Meffieurs fes Collégues, tous auffi diftingués par la fupériorité de leur mérite, que par leur profonde érudition & leur zéle pour tout ce qui concerne le bonheur & la confer-vation des hommes, à feconder mes vues.........

M. Trepaigne, Procureur au Parlement de Paris, eut auffi le malheur d'être enterré vivant il y a quatre ans à Saint-Hypolite. Je tiens ce fait de M. Simonot, habile Procureur au Parlement de Paris, demeurant dans la rue de Biebvre. La Gazette d'Utrech fait men-tion de ce trifte événement.

« Tant qu'une Loi , dit le célébre M. Louis , dans
ſes *Lettres ſur la Certitude des Signes de la Mort* ,
» n'aura point réglé quelques précautions indépen-
» damment des meſures que peuvent preſcrire la ten-
» dreſſe & l'attachement des parens & des amis des
» Défunts , on ne ſera point à l'abri des inconvé-
» niens fâcheux que l'intérêt de la Société faît envi-
» ſager dans la conduite que l'on tient à l'égard des
morts ». Tous les Citoyens éclairés & amis de
l'humanité penſent & diſent de même ; il n'y a qu'un
ſentiment là-deſſus (*vox una omnibus*) ; M. Bruhier
ſur-tout inſiſte beaucoup ſur cet objet , & il prouve
d'une maniere auſſi perſuaſive que judicieuſe , que
ce n'eſt que par un Réglement que l'on peut prévenir
le malheur d'enterrer quelqu'un vivant. Voici comme ce ſçavant Médecin s'exprime ſur ce ſujet dans
ſon Mémoire préſenté au Roi... « Mais que fera le ſen-
» timent de quelques Auteurs inconnus au commun
» des hommes contre un abus , pour ainſi dire cano-
» niſé , ou du moins regardé comme une Loi de diſ-
» cipline ? On n'y peut remédier que par un Régle-
» ment qui ne peut émaner que de l'Autorité Souve-
» raine ; & ce qui doit d'autant plus la déterminer à
» le faire , c'eſt qu'il n'eſt point douteux que comme
» l'intérêt de tous les hommes eſt le même , les Puiſ-
» ſances étrangeres n'adoptent un Réglement ſi ſage,

H 2

» Or, qu'y a-t-il de plus glorieux pour un Roi que
» de soumettre tout l'Univers à ses Loix ? Qu'y a-t-il
» de plus digne de la Majesté du Trône que de ré-
» pandre ses bienfaits sur tout le genre humain?
» Qu'y a-t-il de mieux assorti au caractere du Mo-
» narque, qui pere de ses peuples, a prouvé dans
» toutes les occasions, qu'il ne faisoit consister sa
» gloire qu'à assurer leur vie & à faire leur bon-
» heur (*a*). On objectera peut-être, & cette ob-

(*a*) *Ce que M. Bruhier dit ici de* LOUIS XV, *dont
la Mémoire sera à jamais chere aux François, nous
pouvons le dire à juste titre de* LOUIS XVI, *notre auguste Souverain, dont la bienfaisance, l'affabilité, le dif-
cernement, la magnanimité, la clémence & l'équité
nous promettent le Regne le plus doux & le plus heureux.
Que ne devons-nous pas espérer d'un Monarque qui ne
connoît point de gloire plus solide & plus flatteuse que
celle de se faire aimer de ses Sujets, & de titre plus auguste & plus précieux que celui de Pere & de Bienfai-
cteur des Peuples ; d'un Monarque qui a toujours les
mains ouvertes pour faire du bien, & qui n'use de son
autorité supréme que pour notre bonheur ? Pour moi, je
me félicite sans cesse d'être né sujet & de vivre sous les
Loix d'un si bon Roi. Dieu veuille exaucer les vœux*

» jection flatteroit beaucoup ma vanité, qu'ayant
» ouvert les yeux aux hommes, il n'y a pas d'appa-
» rence qu'ils ne prennent aucunes précautions pour
» se garantir du malheur d'être enterrés vivans, ou
» que ce sera leur faute s'il leur arrive. Mais il est aisé
» de détruire cette objection ; car 1°. Qu'est ce qui
» les a prises, ces précautions, depuis que mon Ou-
» vrage est public(*a*)? Qu'est-ce qui ne regarde pas la
» mort comme éloignée, & devant lui laisser le tems
» de mettre ordre à ses affaires? Il y a plus : séduit par

---

que je fais tous les jours pour la conservation de sa
personne sacrée & pour celle de notre auguste Reine qui
fait l'admiration de tous les peuples, comme elle fait nos
délices, & qui passe avec raison pour la Princesse la plus
accomplie de l'Univers. Je souhaiterais que leur Regne
pût durer autant que le Monde. C'est aimer sincérement
les hommes, c'est leur vouloir du bien, que de former de
pareils souhaits. Heureux les Peuples gouvernés par de
si bons maîtres !

(*a*) Il y a pourtant des exemples de précautions prises, & Madame la Duchesse de Lesdiguieres en a donné un.
Mais, qu'est-ce en comparaison de ceux qui sont morts
sans faire réflexion à la vérité qui fait l'objet de ma Dissertation ?

» la même erreur, distrait par d'autres objets, ne
» mérite-je pas moi-même le reproche que je fais
» aux autres ? 2°. Combien de personnes ne liront
» pas ma Dissertation, combien même ne pourront
» la lire, ou ne sauront le faire ? 3°. Parmi ceux qui
» la liront, combien y en a-t-il qui le feront avec
» assez de réflexion, qui en seront assez frappés pour
» prendre sur le champ les précautions convenables?
» 4°. Combien de personnes peuvent devenir homi-
» cides de ceux qui leur sont les plus chers, en pré-
» cipitant leurs funérailles pour s'épargner la vue
» d'un objet qui aigrit sans cesse leurs douleurs ?...
» Mais il peut y avoir encore des abus plus dange-
» reux : combien de femmes ennuyées de leurs maris,
» de maris las de leurs femmes, d'enfants qui ont,
» ou qui s'imaginent avoir lieu d'être mécontents de
» leurs peres ; & sur-tout combien d'héritiers avides
» qui attendent depuis long-temps l'heureux mo-
» ment qui doit les mettre en possession de la suc-
» cession d'un collatéral opulent, ne peuvent pas
» abuser de la liberté que laisse la Loi d'enterrer au
» bout de vingt-quatre heures ? Or, l'intérêt de la
» Société demande qu'on prenne les mesures conve-
» nables, pour qu'une sécurité traîtresse, des distrac-
» tions inévitables, le défaut de goût pour la lecture,
» celui d'éducation dans ceux qui ne savent pas lire »

» celui de réflexion ou de prudence dans ceux qui
» auront lu mon Ouvrage , l'ignorance involontaire
» de ceux qui ne le connoîtront pas , enfin une ten-
» dreffe mal-entendue, des animofités particulieres ,
» une avidité deshonorante, ne deviennent préjudi-
» ciables à qui que ce foit , ou pour mieux dire , ne
» continuent de l'être , tous inconvénients qu'on
» ne peut prévenir qu'au moyen d'un Réglement
» général ».

Les Grands n'ont pas moins à craindre pour eux
que les particuliers ; la méprife horrible dans laquelle on tomba à l'égard du Cardinal d'Efpinofa ,
premier Miniftre d'Efpagne , prouve qu'ils peuvent
être tout comme les autres les triftes victimes de l'u-
fage où l'on eft d'enterrer & d'ouvrir les corps réputés morts fans s'être affuré auparavant s'ils le font
réellement (a). Cet homme infortuné n'étoit pas

(a) *Mais quand ils n'auroient rien à appréhender pour
eux , & qu'ils feroient certains que l'on prendra toutes les
précautions poffibles pour s'affurer de la réalité de leur
mort, l'humanité feule doit les rendre fenfibles aux malheurs affreux qui arrivent de tems en tems aux autres
hommes , & ils doivent employer toute leur autorité pour
faire ceffer cet abus qui a précipité & qui précipite tous les
jours un grand nombre de Citoyens dans un abîme d'horreur & de défefpoir.*

H 4

mort quand on le mit entre les mains des Chirurgiens
pour être embaumé. Il revint à lui pendant qu'on l'ou-
vroit ; il repouſſa même la main du Chirurgien, ou
pour mieux dire, de l'Aſſaſſin qui le diſſequoit ; mais
on ne laiſſa pas pour cela d'achever l'opération. Le
ſçavant Amelot de la Houſſaye fait mention de cet
événement tragique dans ſes Mémoires hiſtoriques,
&c. tom. I. pag. 210, & M. Bruhier fait à ce ſujet
la réflexion ſuivante... « Plus on ſera élevé en digni-
» té, plus on ſera expoſé à ce ſort funeſte. L'amour
» propre a tant d'empire ſur les hommes, qu'ils ſacri-
» fient tout à la crainte de perdre leur fortune. On
» achevera par politique ce qu'on aura commencé
» par ignorance ou par témérité. Un pareil inconvé-
» nient qui intéreſſe les perſonnes les plus ſacrées,
» ne peut être prévenu avec trop de ſoin. En repré-
» ſentant donc la néceſſité d'un Réglement dérivé
» des principes établis dans mon Ouvrage, je tra-
» vaille à mettre en ſûreté la vie des Rois comme
» celle de leurs Sujets ».

Comme il ne ſe paſſe point de jour que l'on ne
donne la ſépulture à un grand nombre de perſonnes,
& qu'on n'en ouvre quelqu'unes, il eſt évident qu'on
ne peut différer tant ſoit peu à faire ceſſer les abus
dont je viens de parler, ſans expoſer les Citoyens
aux plus grands dangers... En attendant que le Gouvernement daigne s'occuper ſérieuſement de cet im-

portant objet, je prie inſtamment Meſſieurs les Curés, leurs Vicaires & les Deſſervants des Paroiſſes, de n'enterrer perſonne, quelques ſollicitations qu'on leur faſſe, avant l'expiration du délai preſcrit par les Rituels(*a*). Si ce délai eſt inſuffiſant dans bien des cas, comme je l'ai fait voir, à quels dangers n'expoſe-

---

(*a*) *Quoique ce délai ſoit, comme je l'ai dit, inſuffiſant pour mettre les Citoyens à l'abri du malheur d'être enterrés vivans, il eſt certain cependant qu'il arriveroit beaucoup moins d'accidents, ſi on étoit plus exact à l'obſerver. Bien de gens infortunés, qui ſont morts dans les horreurs du tombeau, n'auroient pas eu ce ſort funeſte, ſi l'on ne ſe fût pas tant preſſé de les mettre dans la terre. Meſſieurs les Curés qui enterrent avant l'expiration du délai preſcrit par les Rituels ſont cauſe de la mort de bien de perſonnes; c'eſt une choſe dont ils ne peuvent douter: je connois, je crois devoir le répéter ici, pluſieurs Curés, qui effrayés des accidents occaſionnés par les Inhumations précipitées, ſont nonſeulement très-exacts à obſerverer le Réglement, mais même n'enterrent, tant qu'ils le peuvent, que trente ſix & même quarante heures après la mort, dans les cas ordinaires, & dans ceux de mort ſubite, le plus tard qu'ils peuvent, mais jamais que deux jours entiers après le décès. Il ſeroit à ſouhaiter que l'on ſuivît par-tout leur exemple.*

roient-ils pas leurs Paroiſſiens, ſi pour faire plaiſir
aux parents & aux amis des défunts, ou pour leur
commodité particuliere, ils leur donnoient la ſépulture plutôt que les Ordonnances ne le permettent,
comme je ſais qu'on le fait ſans aucune néceſſité dans
bien des Paroiſſes; & quels reproches n'auroient-ils
pas à ſe faire toute leur vie s'ils étoient cauſe de la
mort de quelques perſonnes pour s'être trop preſſés
de les enterrer? Ils doivent être les amis & les pro-
tecteurs des Peuples, & ils en feroient les meurtriers
& les aſſaſſins. Ce ſont de ces malheurs dont tout
homme qui a le cœur droit & ſenſible ne ſe conſole
jamais. 2°. De n'enterrer qu'au bout de deux ou trois
jours, & même plus tard, pour peu que la mort ſoit
douteuſe, les perſonnes mortes de mort ſubite, ou à
la ſuite des maladies qui produiſent le plus ordinairement l'Aſphyxie, & dont j'ai parlé au commencement de ce Mémoire, ainſi que celles qui auront été
expoſées à l'action de quelques-unes des cauſes dont
j'ai fait l'énumération, pag. 7, 8 & 9. Mais comme
la vie d'un homme, quel qu'il ſoit, eſt d'un prix ineſti-
mable, & qu'il n'eſt point de malheur plus redoutable, & que la nature ait plus en horreur que celui
d'être enterré en vie, on ne ſauroit agir avec trop
de prudence dans de pareilles circonſtances; le plus
ſûr ſeroit donc de les faire viſiter par un Médecin

ou un Chirurgien éclairés & attentifs, avant que de les enterrer. Cette précaution est indispensable, & on ne peut l'omettre sans s'exposer au danger affreux de donner la sépulture à des personnes vivantes. 3°. De ne pas enterrer les enfants, même ceux qui sont morts en venant au monde, ou peu de temps après leur naissance, plutôt que les grandes personnes. Ce seroit un abus horrible, que de ne pas prendre pour ces petits Citoyens autant de précautions que pour les autres. Je rapporterai dans un autre Ouvrage plusieurs Observations d'enfants, qui ayant été réputés morts pendant long-temps, sont revenus à eux, soit naturellement, soit par les secours qu'on leur a donnés. Qu'on en enterre tous les jours qui ne sont pas morts, à Paris sur-tout où il est permis, comme je l'ai déja dit, de les inhumer douze heures après leur décès...J'espere que Monseigneur l'Archevêque (a),

(a) *CRISTOPHE DE BEAUMONT, Duc de St. Cloud, Pair de France, Conseiller d'honneur au Parlement de Paris, Comte de Lyon, &c. né au Château de la Roque, Diocèse de Sarlat, le 26 Juillet 1703, sacré Evêque de Bayonne, le 24 Décembre 1741, puis Archevêque de Vienne en 1745, & Archevêque de Paris en 1747.*

Paſteur chéri de ſon Troupeau, dont il fait les délices, & auſſi recommandable par ſa tendre piété, par
ſa charité ſans bornes, par l'intégrité de ſes mœurs
& la pureté de ſa doctrine; par ſon zéle pour le bien
public & les intérêts de la Religion, que par la di-
gnité de ſon Epiſcopat, voudra bien faire ceſſer cet
abus ſi-tôt qu'il en ſera informé.... 4°. De recommander aux perſonnes de l'un & l'autre ſexe qui rendent les derniers devoirs aux morts, de ne les enſevelir, & aux Menuiſiers de ne les mettre dans le
cercueil qu'un quart d'heure ou une demi-heure tout
au plus avant le temps fixé pour leurs funérailles. 5º.
De recommander à ceux de leurs Paroſſiens qui ne
profeſſent pas la Religion Catholique, comme les
Juifs, les Proteſtants, &c. de ne pas enterrer leurs
morts avec autant de précipitation qu'ils ont coutume de le faire. Je ne peux penſer, ſans frémir, à
l'extrême promptitude avec laquelle ils leur rendent
les derniers devoirs... Si-tôt qu'un Juif eſt mort on
fait les préparatifs pour ſes funérailles avec toute la
diligence poſſible. Pour ne pas perdre de tems, pendant que l'on fait une foſſe dans le Cimetiere, les
uns ſont occupés à laver ſon corps avec de l'eau où
l'on a fait bouillir des plantes odoriférentes, & d'autres font un bonnet, des chauſſons, une chemiſe,
des calçons, ſi c'eſt un homme; ou une juppe ſi

c'eſt une femme, le tout de toile neuve. Si-tôt que cela eſt fait on en habille le Mort. Dans quelques endroits on lui met par deſſus une eſpece de rochet de fine toile avec ſon Taled (*a*). Dans cet état on l'enferme dans une biere avec un linge au fond & un autre par-deſſus le Défunt: on couvre le cercueil de noir, & on le porte tout de ſuite au Cimetiere (*b*). Lorſqu'on y eſt arrivé on lui met un petit ſac de terre ſous ſa tête; on cloue enſuite le cercueil, & on le deſcend dans la foſſe. Toute cette cérémonie dure quatre heures tout au plus, & c'eſt là tout le délai que l'on obſerve chez les Juifs entre la mort & la ſépulture; ils enterreroient même plutôt s'ils le pouvoient. Ce que j'ai dit de l'Aſphyxie & les Obſerva-

---

(*a*) *Les Juifs donnent ce nom à un voile de laine quarré, au coin duquel pendent quatre houppes, & dont ils ſe couvrent lorſqu'ils font leurs prieres dans les Synagogues. Quelques - uns mettent ce voile ſur la tête, d'autres l'entortillent autour du col. Taled ſignifie en Hébreu de Rabin*, un manteau.

(*b*) *Le lieu où les Juifs enterrent leurs morts eſt ordinairement un champ qu'ils appellent* Betachaim, *ou maiſon des vivans.*

tions que j'ai rapportées ne permettent pas de douter qu'ils n'enterrent souvent des personnes vivantes; je souhaiterois de tout mon cœur que Messieurs les Rab-bins fussent informés des inconvénients qu'il y a à enterrer les morts avec tant de précipitation. Je suis persuadé que s'ils le savoient ils ne tarderoient pas à faire cesser un abus si dangereux & qu'ils prendroient sans délai les mesures les plus sages pour prévenir les malheurs affreux qui peuvent en être la suite... Les Protestants enterrent aussi leurs morts avec beau-coup de précipitation , & le délai qu'ils observent entre la mort & les funérailles n'est guere plus long que celui des Juifs. Comme ils sont dans l'usage dans tous les endroits où ils n'ont point de Tem-ples , de ne faire les enterrements que la nuit ; à quelque heure du jour qu'une personne soit décé-dée , ils l'enterrent la nuit suivante. J'ai connoissance que des personnes qui étoient mortes sur les quatre à cinq heures du soir ont été inhumées avant mi-nuit... Je me trouverois fort heureux si je pouvois contribuer , par mes représentations , à rendre les Juifs , les Protestants , &c. plus circonspects qu'ils ne le sont en fait d'enterrement. Je serois très-affligé si je voyois arriver le moindre mal à quelqu'un d'eux ; j'aime comme moi-même tous les hommes , de quelque religion , de quelque état & de quelque pays qu'ils foient , & je m'intéreffe à leur fort comme s'ils étoient mes freres.

Je prie auffi Meffieurs les Médecins, Chirurgiens & Aumôniers des Hôpitaux & des Prifons ; les Supériers & Supérieures des Monafteres , les Capitaines de Vaiffeaux , & généralement toutes les perfonnes qui par leur autorité ou leurs confeils pourront l'empêcher, de ne pas fouffrir que l'on donne la fépulture aux perfonnes à la confervation defquelles ils font obligés par état de veiller, avant qu'on fe foit affuré par tous les moyens poffibles de la réalité de leur mort... J'indiquerai dans un autre Ouvrage la conduite que l'on doit tenir à l'égard des perfonnes réputées mortes , & les moyens qu'il faut mettre en ufage pour s'affurer fi elles le font réellement.

Il regne un autre abus qui m'afflige , & dont je fouhaiterois que Sa Majefté fût informée : la plûpart des femmes qui nourriffent, foit leurs propres enfans, foit ceux des autres , font dans l'ufage de les faire coucher avec elles. Elles trouvent cela plus commode pour elles, que de les mettre dans des berceaux. Cette imprudence , effet de la pareffe ou d'une tendreffe inconfidérée, a caufé & caufe journellement la mort d'un grand nombre d'enfans. Ces femmes peuvent, en fe tournant pendant le fommeil , fe renverfer fur ces petites créatures , & les étouffer ou les écrafer

par le poids de leur corps. Bien des familles sont
privées par-là , sans qu'on en soupçonne la cause ,
d'une postérité qui avoit fait l'objet de leurs vœux ,
comme elle étoit celui de leur joie & de leur espérance. Messieurs les Curés , dont le zéle pour le bien
public les rend attentifs à tout ce qui peut intéresser
le bonheur & la conservation des hommes sensiblement touchés de ces malheurs ont cru devoir en informer MM. les Evêques , qui en étant affligés
comme eux , ont rendu une Ordonnance par laquelle
ils défendent aux meres de faire coucher leurs enfans
avec elles , avec leurs nourrices ou autres personnes ,
jusqu'à ce qu'ils aient atteint l'âge de deux ans. Mais
malgré cette défense , & quoique Messieurs les Curés
& les Ecclésiastiques qui les aident dans leurs fonctions ne cessent de représenter aux meres & aux
nourrices , qu'elles risquent d'étouffer les enfants
qu'elles allaitent en les faisant coucher avec elles ;
le même abus subsiste , & Sa Majesté seroit effrayée
si on mettoit sous ses yeux la liste des enfants qui
en ont été les tristes victimes. La vue de ces malheurs
qui sont beaucoup plus fréquents qu'on ne le pense ,
est pour Messieurs les Pasteurs un objet de peines &
de sollicitudes continuelles. Ils ne cessent d'en gémir
en secret , & leur douleur est d'autant plus amere ,
qu'il voyent que les exhortations , tant publiques

que

que particulieres qu'ils font fur ce fujet, ne fervent de rien, & que c'eft un mal auquel ils défefperent de pouvoir jamais remédier. L'humanité réclame fans cefle contre cet abus, & le bien de l'Etat qui a intérêt de veiller à la confervation des enfants, exige que l'on prenne fans délai les mefures les plus effica- ces pour le faire cefler. On trouvera fans doute des difficultés dans l'exécution de ce deffein, mais elles ne font pas infurmontables. Il n'eft point de projet utile qui ne puifle réuffir fous le regne fous lequel nous avons le bonheur de vivre; & tout Citoyen qui propofe quelque réforme avantageufe à l'Etat, peut toujours compter fur la bonne volonté du Roi com- me fur une reffource fûre & immanquable. Sa Ma- jefté nous donne tous les jours tant de preuves de fon affection pour nous, & du defir qu'elle a de nous rendre heureux, que nous devons penfer qu'elle ne dédaignera pas de pourvoir elle-même à la confer- vation des enfants, & efpérer qu'elle voudra bien, fi-tôt qu'elle aura été informée des dangers auxquels ils font expofés, appuyer de fon autorité fuprême l'Ordonnance de MM. les Evêques, & charger du foin de la faire exécuter, des perfonnes zélées pour le bien public & fur l'exactitude & la diligence defquel- les on puifle compter. Les enfants ne font pas moins l'objet de fa tendreffe que fes autres Sujets. Leur confervation n'eft pas moins chere à fon cœur fenfible & bienfaifant. Profterné aux pieds de fon Trône, j'implore fa protection pour ces petits Citoyens , & j'ofe le fupplier très-humblement de vouloir bien jetter fes regards paternels fur eux, & ordonner que l'on mette inceffamment en ufage les moyens que fa bonté lui fuggérera pour les garantir des malheurs auxquels ils font expofés par l'imprudence & la négligence de leurs meres & de leurs nourrices. S'ils connoiffoient les dangers qu'ils courent , s'ils pouvoient s'exprimer, ils l'en prieroient eux-mêmes ; je le fais pour eux , & j'ai tant de confiance aux bontés de Sa Majefté , que j'ofe efpérer que ce ne fera pas inutilement. Lorfqu'ils auront l'ufage de la raifon , & qu'ils feront informés des attentions que notre augufte Monarque aura eu pour eux, ils fe féliciteront d'être nés fujets d'un fi bon Roi ; ils le regarderont & ils l'aimeront comme leur pere, & ils adrefferont fans ceffe des vœux au Ciel pour la confervation de fa Perfonne facrée & pour la profpérité de fon regne.

Les enfants font expofés à bien d'autres accidents, mais il n'en eft point de plus redoutable & qui mérite plus l'attenion de ceux qui doivent s'intéreffer à leur confervation, que l'Afphyxie à laquelle ils font fujets tout comme les grandes perfonnes. Il y en a qui , quoique véritablement vivants , viennent au monde avec tous les fignes de la mort. Cela arrive fréquemment à la fuite des accouchements difficiles &

laborieux. Cet état effrayant qui peut être produit par un grand nombre d'autres causes, dure quelquefois très-long temps. Les enfans plus âgés peuvent tomber aussi dans l'Asphyxie ; il est certain qu'on en laisse périr tous les jours plusieurs, qu'on en enterre même de vivants qu'on auroit pu sauver, si on leur eût donné les secours convenables. Je rapporterai dans un autre Ouvrage un grand nombre d'Observations d'enfants qui paroissoient morts & qui sont revenus à eux, soit naturellement, soit par les secours qu'on leur a donnés... Le sçavant M. Portal, que j'ai cité plus haut, a ajouté à son rapport fait par ordre de l'Académie des Sciences sur les effets des Vapeurs méphitiques dans le corps de l'homme, & principalement sur la vapeur du charbon, des remarques fort intéressantes sur la méthode la plus avantageuse de rappeller à la vie quelques enfants qui paroissent morts en naissant. Cette méthode consiste à souffler dans la bouche de l'enfant avec un tuyau quelconque, à l'échauffer par des linges bien chauds, à lui faire de douces frictions, en évitant de l'agiter avec trop de violence, &c. « Mais le meilleur de tous les » moyens, dit cet illustre Médecin, c'est l'insufflation » des poumons, & il est surprenant qu'on néglige tant » d'y recourir. Plus ce secours est efficace, plus il est » fâcheux de le voir négligé. Combien d'enfants n'a- » t-on pas enterrés, qu'on auroit amené a la vei

» si on leur eût facilité la premiere infpiration ? Tous
» les jours on abandonne ces pauvres créatures à leur
» fort; il fuffit qu'on les croie morts en naiffant pour
» qu'on néglige d'effayer aucun moyen pour les
» faire vivre ; ainfi l'on prive l'Etat d'un Citoyen ,
» & les familles d'un rejetton qui l'eût , peut-être ,
» perpétuée en l'illuftrant ». On trouve dans ce même Ouvrage un excellent extrait de tout ce que l'on
a écrit de plus important fur la caufe de la mort des
noyés & fur les moyens de les rappeller à la vie.Cet
Ouvrage,dont il y a eu trois Editions en moins d'un
an, & dont la derniere qui forme une brochure *in-12*
de 92 pages , fe trouve à Paris , chez Vincent , Im-
primeur-Libraire , rue des Mathurins, Hôtel de Clu-
gny , mérite d'être lu. Il eft rempli de chofes utiles
dont il feroit à fouhaiter que tout le monde fût inf-
truit. Ce célebre Profeffeur ne pouvoit donner de
plus grandes preuves de fon zéle pour le bien public , qu'en écrivant fur une matiere auffi intéref-
fante ; & l'on ne peut que me favoir gré de faire
connoître un Ouvrage auffi utile... On ne fauroit
être plus vivement affligé que ce favant Médecin
m'a paru l'être, des malheurs fréquents occafionnés
par les abus dont je fais l'expofé dans ce Mémoire,
ni fouhaiter plus ardemment que l'on y remédie au
plutôt. Tous ceux qui ont le bonheur de le connoître , favent combien il a à cœur le bien public ;

je suis fort sensible aux honnêtetés qu'il m'a faites, & je lui en réitére ici avec plaisir mes sincéres remerciments.... M. Gardane, célebre Médecin de la Faculté de Paris, Censeur de ce Mémoire, en a aussi usé à mon égard avec toute la civilité possible, & il m'a marqué le desir le plus vif de voir réussir mon projet. Rien ne me fait tant de plaisir que de trouver des sentiments d'humanité chez les hommes, & de les voir compatir aux malheurs de leurs semblables. La satisfaction que cela me cause est infiniment plus grande que celle que je pourrois ressentir, si l'on me combloit d'honneurs & de biens.

Que je serois content, si ce Mémoire pouvoit produire l'effet que je désire, & me mériter la bienveillance de Sa Majesté & l'amitié de mes Concitoyens; récompense la plus précieuse & la plus honorable que puisse souhaiter & obtenir tout homme, qui né avec un cœur droit & sensible, ne songe qu'à se rendre utile ! Les vues que je me suis proposé en faisant le voyage de Paris seroient remplies ; & bien loin de regretter la dépense qu'il m'a occasionnée & la perte du temps que j'ai employé à le faire, je me trouverois fort heureux d'avoir contribué, par mes représentations, à la conservation de mes Concitoyens, & de leur avoir donné en cette occasion des preuves de l'amitié tendre & sincere que j'ai pour eux & du desir que j'aurois de pouvoir leur être utile.

APPROBATION.

J'AI lu par ordre de Monseigneur le Garde des Sceaux un Manuscrit intitulé : Mémoire sur le danger des Inhumations précipitées, &c. *& je crois que cet Ouvrage qui tend à rappeller ceux de MM. Winslou & Bruhier sur ce même objet, & qui confirme les Observations de ces Sçavants par de nouvelles Observations non moins frappantes, mérite d'être imprimé. A Paris ce cinq Octobre 1775.*

GARDANE.

PRIVILÉGE DU ROI.

LOUIS, PAR LA GRACE DE DIEU, ROI DE FRANCE ET DE NAVARRE: A nos amés & féaux Conseillers, les Gens tenant nos Cours de Parlement, Maîtres des Requêtes ordinaires de notre Hôtel, Grand Conseil, Prévôt de Paris, Baillifs, Sénéchaux, leurs Lieutenants Civils, & autres nos Justiciers qu'il appartiendra: SALUT. Notre amé le Sr PINEAU, Docteur en Médecine, Nous a fait exposer qu'il désiroit faire imprimer & donner au Public un Ouvrage intitulé, *Mémoire sur la nécessité d'un Réglement pour mettre les Citoyens à l'abri du danger d'être enterrés vivants, &c.* s'il Nous plaisoit lui accorder nos Lettres de permission pour

ce néceffaires. A CES CAUSEE , voulant favorable-
ment traiter l'Expofant , nous lui avons permis &
permettons par ces préfentes de faire imprimer ledit Ouvrage autant de fois que bon lui femblera ,
& de le faire vendre & débiter partout notre
Royaume , pendant le temps de trois années con-
fécutives , à compter du jour de la date des Préfentes. Faifons défenfes à tous Imprimeurs, Libraires
& autres perfonnes, de quelque qualité & condition
qu'elles foient , d'en introduire d'impreffion étran-
gere dans aucun lieu de notre obéiffance. A la charge
que ces Préfentes feront enregiftrées tout au long
fur le Regiftre de la Communauté des Imprimeurs
& Libraires de Paris , dans trois mois de la date
d'icelles ; que l'impreffion dudit Ouvrage fera faite
dans notre Royaume & non ailleurs , en bon pa-
pier & beaux caracteres ; que l'Impétrant fe con-
formera en tout aux Réglemens de la Librairie , &
notamment à celui du 10 Avril mil fept cent vingt-
cinq , à peine de déchéance de la préfente Permiffion ; qu'avant de l'expofer en vente , le manuf-
crit qui aura fervi de copie à l'impreffion dudit
Ouvrage, fera remis dans le même état où l'approbation y aura été donnée , ès mains de notre très-
cher & féal Chevalier Garde des Sceaux de France ,
le fieur HUE DE MIROMENIL ; qu'il en fera enfuite
remis deux Exemplaires dans notre Bibliothéque
publique ; un dans celle de notre Château du Lou-
vre , un dans celle de notre cher & féal Chevalier
Chancelier de france le fieur de MAUPEOU , & un
dans celle dudit fieur HUE DE MIROMENIL , le
tout à peine de nullité des Préfentes ; du contenu
defquelles vous mandons & enjoignons de faire

jouir ledit Expofant & fes ayant caufes, pleinement
& paifiblement, fans fouffrir qu'il leur foit fait aucun trouble ou empêchement. Voulons qu'à la copie des Préfentes, qui fera imprimée tout au long,
au commencement ou à la fin dudit Ouvrage, foi
foit ajoutée comme à l'original. Commandons au
premier notre Huiffier ou Sergent fur ce requis, de
faire pour l'exécution d'icelles, tous actes requis
& néceffaires, fans demander autre permiffion, &
nonobftant clameur de Haro, Charte Normande &
Lettres à ce contraires: car tel eft notre plaifir.
Donné à Paris le quinzieme jour du mois de Novembre, l'an mil fept cent fouixante quinze, & de
notre Regne le deuxieme. Par le Roi en fon Confeil, *Signé* LEBEGUE.

*Regiftré fur le Regiftre XX. de la Chambre Royale
& Syndicale des Libraires & Imprimeurs de Paris,
N°. 445. fol. 45. conformément au Réglement de 1723,
qui fait défenfes, article IV. à toutes perfonnes de quelque qualité & condition qu'elles foient, autres que les
Libraires & Imprimeurs, de vendre, débiter, faire af-
ficher aucuns Livres pour les vendre en leurs noms;
foit qu'ils s'en difent les Auteurs ou autrement; & à
la charge de fournir à la fufdite Chambre huit Exemplaires prefcrits par l'article CVIII. du même Réglement. A Paris, ce 18 Novembre 1775.*

Signé, *LAMBERT, Adjoint.*

FAUTES A CORRIGER.

PAGE 23, Note (1), ligne premiere, on appelle les vapeurs méphitiques, *lisez* on appelle vapeurs méphitiques.

Pag. 25, lign. 23, comme les plus afficaces, *lif.* comme les plu^s efficaces.

Pag. 27, lign. 13, ce devoir d'humunité, *if.* ce devoir d'humanité.

Pag. 31, lign. 2, qui ont ce malheur, *lif.* qui ont le malheur.

Pag. 36, lign. 2, circoftances, *lif.* circonftances.

Pag. 50, lign. 10, Martineaux, *lif.* Martineau.

Pag. 50, lign. 4, facriftin, *lif.* facriftain.

Pag. 51, lign. 14, le cercuil, *lif.* le cercueil,

Pag. 52, lign. 14, après ces ces mots, & on fe mit en chemin, ajoutez, pour la porter à l'Eglife.

Pag. 61, lign. 10, ces malheurs offreux, *lif.* ces malheurs affreux.

Pag. 87, lign. 9, de M. Prunel, *lif.* de M. Pruel.

Pag. 92, lign. 5, peuvre enfant, *lif.* pauvre enfant.

Pag. 95, Note (a), lign. 1, an mortis incerta, *lif.* an mortis incertæ.

Pag. 100, lign. 8, font fi généralement reconnus, *lif.* font fi généralement connues.

Pag. 116, lign. 5, au caractere du Monarque, *lif.* au caractere d'un Monarque.

Pag. 124, lign. 13, de leurs paroffiens, *lif.* de leurs paroiffiens.

Pag. 129, derniere ligne, à la vei, *lif.* à la vie.

Pag. 133, lign. 24, à la confarvation, *lif.* à la confervation.